Petra Altmann

HEILFASTEN NACH DER KLOSTERMETHODE

Mit einem Beitrag von Pater Dr. Anselm Grün OSB

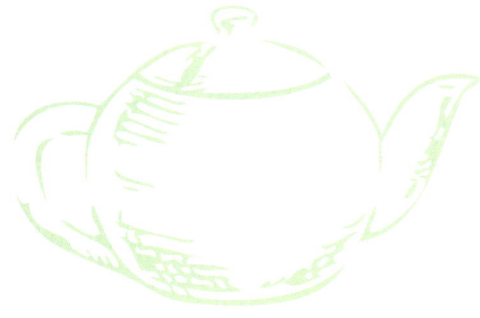

paulinus

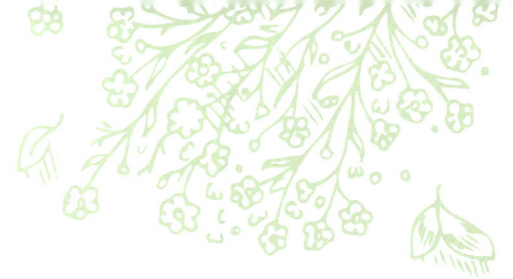

HINWEIS:

Die Ratschläge und Rezepte in diesem Buch sind von Autorin und Verlag sorgfältig geprüft
und erwogen worden. Dennoch kann keine Garantie übernommen werden. Eine Haftung
der Autorin beziehungsweise des Verlags und dessen Beauftragten für Personen-, Sach- und
Vermögensschäden ist ausgeschlossen.

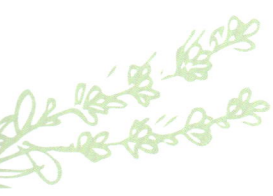

Bibliografische Information der Deutschen Nationalbibliothek
Die Deutsche Nationalbibliothek verzeichnet diese Publikation
in der Deutschen Nationalbibliografie; detaillierte bibliografische Daten
sind im Internet über http://dnb.d-nb.de abrufbar.

2. Auflage 2017
© 2017 Paulinus Verlag GmbH, Trier
Gesamtherstellung: Paulinus Verlag GmbH, Trier
Umschlag und Layout: segno – visuelle kommunikation, Gusterath-Tal
Umschlagfoto vorne: Säulenmotiv: Rita Heyen, Amt für kirchliche Denkmalpflege Trier //
Coverbild: Lucky_elephant/Shutterstock // Porträt Anselm Grün: Vier-Türme-Verlag/Andrea Göppel
Foto der Autorin auf Umschlagklappe: Erol Gurian
Satz: segno – visuelle kommunikation, Gusterath-Tal
Druck: repa Druck, Saarbrücken

ISBN 978-3-7902-1840-4

INHALT

Inhalt

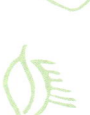

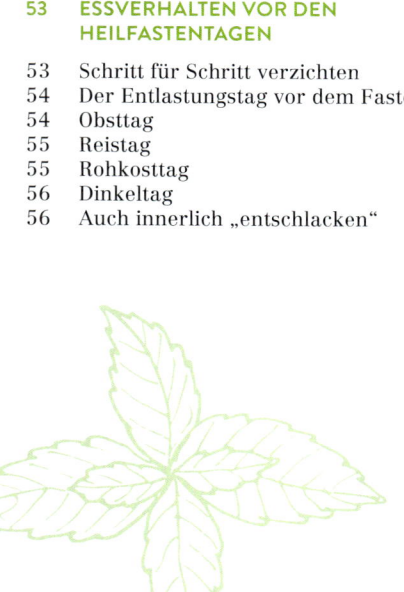

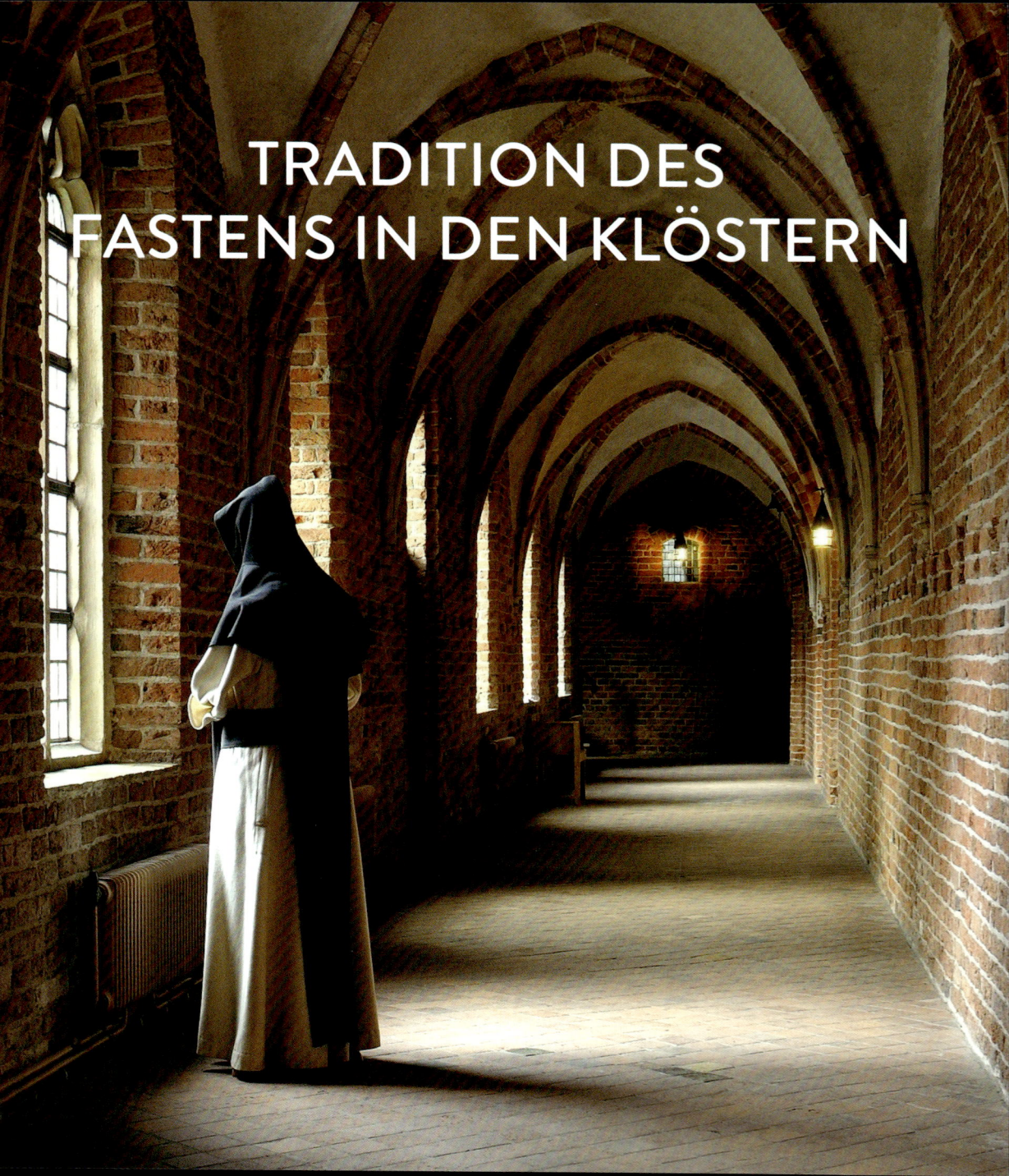

TRADITION DES
FASTENS IN DEN KLÖSTERN

Die frühen Mönche des vierten Jahrhunderts waren Meister im Fasten. Viele fasteten die ganze Woche und aßen nur am Samstag und Sonntag. Andere beschränkten sich auf eine einzige Mahlzeit am Abend. Fasten war für sie ein Weg der Askese. Sie wollten sich durch Fasten innerlich und äußerlich reinigen, damit Gottes Geist den Leib ganz und gar durchdringe. Manche Mönche übertrieben mit ihrem Fasten. Sie wetteiferten, wer länger fasten konnte. Der hl. Augustinus setzt sich von diesem Fastenwettkampf ab. Er betonte, dass das Fasten kein Wüten gegen den Körper sein dürfe. Vielmehr sollten wir im Fasten gut mit unserem Leib umgehen. Denn er sei zur Auferstehung bestimmt. Im Fasten sollten wir ausdrücken, dass unser Leib jetzt schon die Herrlichkeit Gottes widerspiegle. Durch Fasten soll er durchlässig werden für den Glanz göttlicher Schönheit und Klarheit.

Der Hl. Benedikt, der mit seiner Regel das Leben der Benediktinerklöster bis in unsere Zeit hinein prägt, hat diese positive Sicht des Hl. Augustinus aufgegriffen. In seinem Kapitel über die Fastenzeit fügt er das Fasten ein in die Vorbereitung auf Ostern. Fasten hat als Ziel die Auferstehung. Es soll uns daran erinnern, dass wir mit Leib und Seele auferstehen werden. Daher sollen wir gut mit unserem Leib umgehen. Und das Fasten soll uns jedes Jahr neu auf Ostern, auf die innere Erneuerung durch den Geist Jesu Christi, vorbereiten. Die Grundhaltung der Fastenzeit leuchtet in der Mahnung Benedikts auf: „Mit geistlicher Sehnsucht und Freude erwarte er (der Mönch) das heilige Osterfest." (Die Regel des hl. Benedikt, Kap. 49,7) Das Fasten soll den Mönch geistlich erneuern. Der Mönch soll in der Fastenzeit das äußere Fasten als Teil nehmen, um die innere Lauterkeit einzuüben. Das Fasten hat vor allem eine reinigende Wirkung. Es reinigt den Körper. Aber es soll auch den Geist reinigen. Daher verbindet Benedikt das körperliche Fasten mit dem geistigen Fasten. Der Verzicht auf Essen und Trinken soll einhergehen mit dem Verzicht auf Reden über andere. Fastend soll der Mönch bemüht sein „um das Gebet unter Tränen, um die Lesung, die Reue des Herzens und um Verzicht" (Die Regel des hl. Benedikt, Kap. 49,4). Die Fastenzeit ist eine Einübung in die innere Freiheit. Sie ist eine Zeit der Reinigung von Leib und Seele, damit Gott immer mehr einziehen kann in das Herz des Menschen.

Das Fasten hat also ein Ziel: Es soll den Menschen für den Geist Gottes öffnen, damit Gottes Geist das Denken und Fühlen bestimme, aber auch den Leib durchdringe, damit der Leib Gottes Herrlichkeit widerspiegele. Für Benedikt braucht das Fasten die Grundhaltung der Sehnsucht und der Freude. Sonst wird es leicht zu einem Wüten gegen sich selbst oder gar zu einer Selbstbestrafung, weil man sich ärgert, zu viel gegessen zu haben. Benedikt beschränkt jedoch das Fasten nicht auf die Fastenzeit. Von Pfingsten an sollen die Mönche jeden Mittwoch und Freitag fasten. Fasten heißt hier, dass die Mönche erst zur neunten Stunde essen. Das ist drei Uhr nachmittags. Bis dahin sollen sie fasten. Vom 13. September bis zur Fastenzeit gilt diese Regelung sogar für alle Tage, außer für den Sonntag. In der Fastenzeit fastete man den ganzen Tag. Die einzige Mahlzeit war dann am Abend. Das ganze Jahr über wurde also immer wieder gefastet. Allerdings war das kein vollständiger Verzicht auf das Essen, sondern nur ein Warten bis zum Nachmittag, beziehungsweise bis zum Abend. Fasten war also ein beständiger Übungsweg. Benedikt warnt die Mönche vor Unmäßigkeit. Als Begründung gibt er das Wort Jesu an: „Nehmt euch in Acht, dass nicht Unmäßigkeit euer Herz belaste." (Die Regel des hl. Benedikt, Kap. 39, 9; Lukas, Kap. 21, 34) Wenn das Herz beschwert wird, verschließt es sich gegenüber Gott. Das Ziel des Fastens ist daher für Benedikt, der Seele die innere Leichtigkeit und Freiheit zu ermöglichen und sich für Gottes heiligen und heilenden Geist zu öffnen.

Anselm Grün

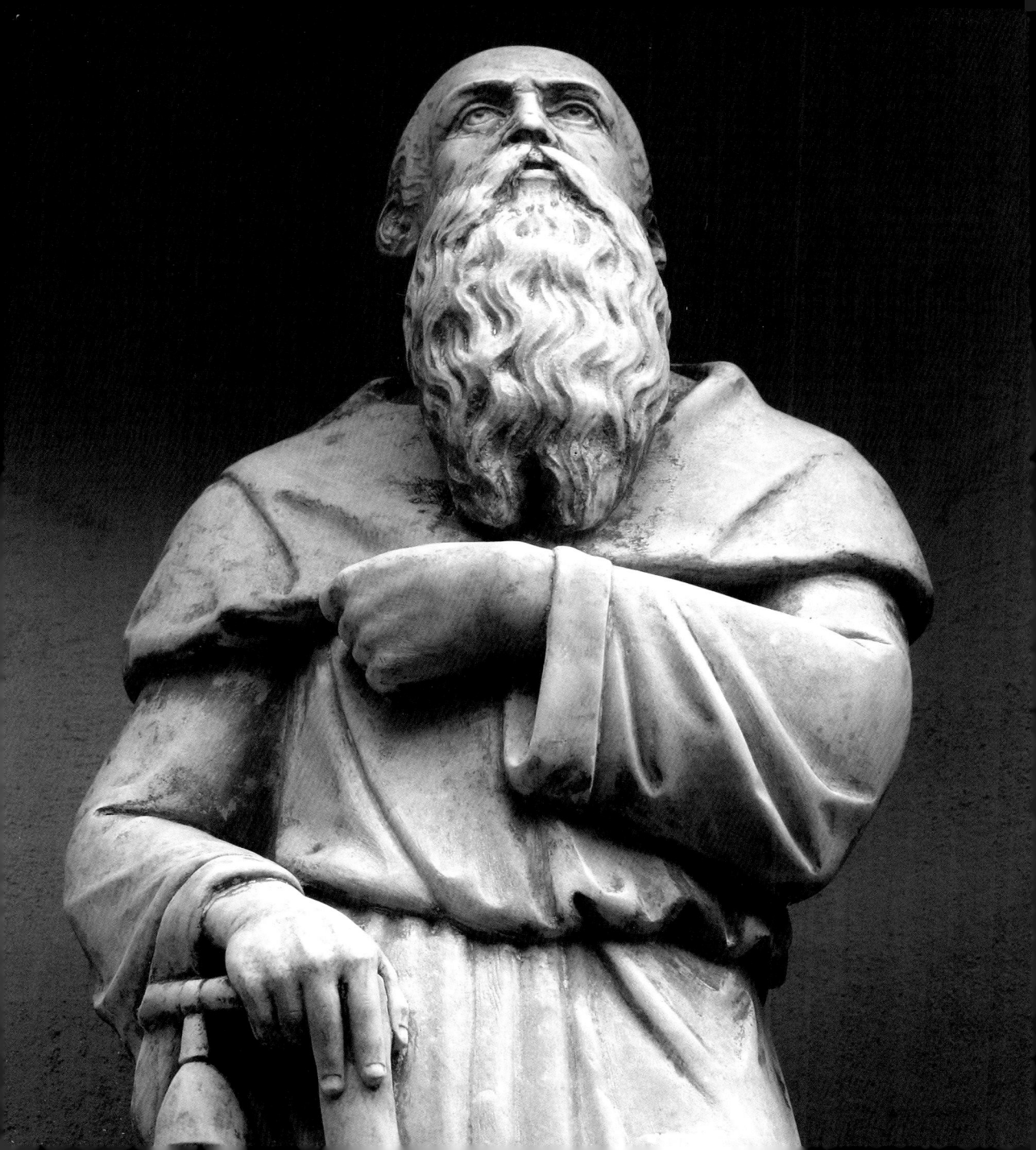

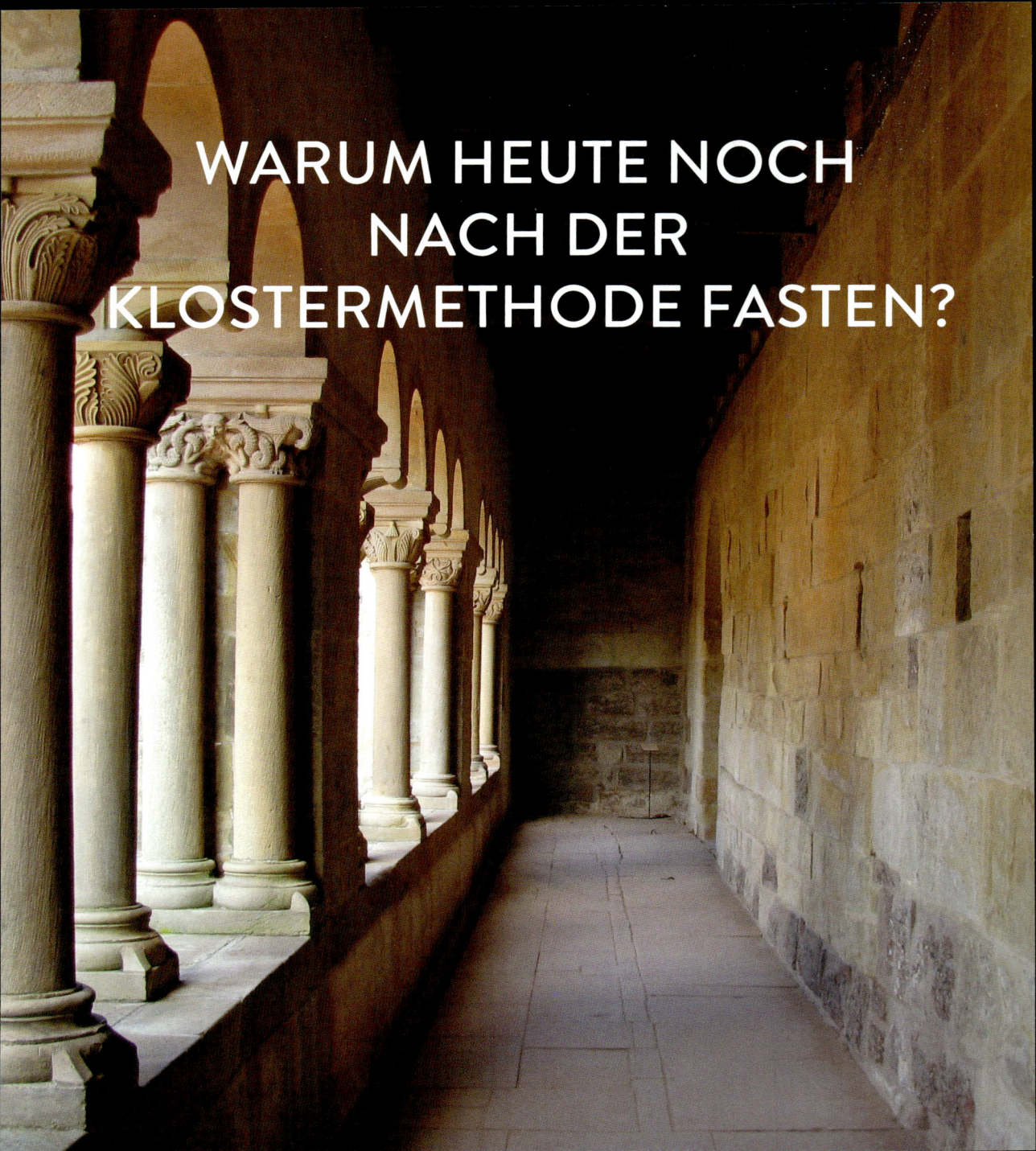

WARUM HEUTE NOCH NACH DER KLOSTERMETHODE FASTEN?

Heilfasten nach der Klostermethode – was bedeutet dies eigentlich? „Ist diese Form des Fastens so ganz anders als ein übliches Diätprogramm?", wird sich mancher fragen.

Bei oberflächlicher Betrachtung mag man glauben, es handele sich um eine rückwärts gewandte, antiquierte Art des Abspeckens. Ein alt-christliches Fitnessprogramm sozusagen. Wer sich jedoch ein wenig intensiver mit der klösterlichen Tradition des Fastens beschäftigt, merkt sehr rasch, dass es sich hier um eine über Jahrhunderte erprobte und bewährte Methode handelt, Körper, Geist und Seele einer Reinigung zu unterziehen. Dies ist ein Aspekt.

Neben der Reinigung ist aber auch ein weiteres Element beim klösterlichen Fasten wichtig, nämlich, sich auf etwas Neues oder ganz besondere Tage im Kirchenjahr vorzubereiten. Für die Ordensleute sind das beispielsweise die hohen kirchlichen Feste. Menschen außerhalb der Klostermauern können auch vergleichbar wichtige Ereignisse in ihrem Leben zum Anlass nehmen, um eine Fastenphase zu praktizieren. Dies könnte beispielsweise ein Neuanfang nach einer besonders schwierigen Lebensphase sein, ein neuer Job oder eine andere wichtige Veränderung im Leben. Heilfasten nach der Klostermethode umfasst also innere und äußere Erneuerung. Schlank werden an Leib und Seele sozusagen.

DIE TRADITION DES FASTENS IN DEN RELIGIONEN

Fasten spielt in den unterschiedlichsten Religionen eine Rolle, nicht nur im Christentum. Im Hinduismus beispielsweise bekundet man seine Gottesverehrung durch besondere Formen der Askese, dazu gehört auch das Fasten. Man denke nur an Mahatma Gandhi, der sich in schwierigen Situationen zum Fasten zurückzog und dadurch sogar politischen Druck ausübte.

Auch für Buddha war das Fasten Bestandteil der Askese, die zum Weg der Erleuchtung führte. Und Mohammed fastete, bevor ihm der Koran offenbart wurde.

In unserem Kulturkreis spielte das Fasten schon in vorchristlicher Zeit eine bedeutende Rolle. In der Bibel

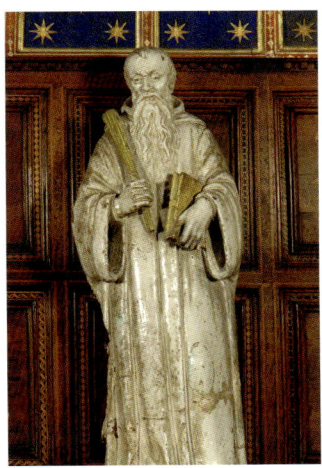

lesen wir, dass Moses zum Beispiel etwa Mitte des 13. vorchristlichen Jahrhunderts 40 Tage und Nächte in der Wüste Sinai fastete, bevor ihm Gott die Zehn Gebote offenbarte. Das Fasten war die Vorbereitung auf dieses besondere Ereignis.

Ein weiteres prominentes Beispiel ist Elija, der israelitische Prophet, der in der ersten Hälfte des 9. Jahrhunderts v. Chr. in die Wüste geführt wurde, um sich dort durch Fasten auf eine große Mission vorzubereiten. Auch er blieb 40 Tage, bis der Engel ihm die Botschaft brachte, dass seine Auszeit beendet sei (Buch der Könige 1, 19).

Jesus selbst zog sich in die Wüste zurück, um zu büßen und sich einem inneren Reinigungsprozess zu unterziehen. So bereitete er sich auf seine öffentlichen Auftritte vor (Lukas, Kap. 4, 1-13).

SELBSTFINDUNG UND WEG ZU GOTT

Ab dem 3. Jahrhundert nach Christus zogen Mönche in die Wüste, um dort durch Fasten und Beten zu sich selbst und zu Gott zu finden. Diese sogenannten Altväter wollten durch ihre Askese im übertragenen Sinne mehr Licht in die Welt bringen. Dabei schien ihnen das karge Umfeld der Wüste der geeignete Platz. Dorthin konnte man sich zum Sterben zurückziehen, aber auch, um sein Leben zu erneuern. „Mein Buch ist die Natur der geschaffenen Dinge, und dieses Buch liegt immer vor mir, wenn ich mich in Gottes Wort vertiefen möchte", beschrieb es Abbas (= Altvater) Antonius, der um 270 n. Chr. als erster in die Wüste ging. Er war als Ratgeber sehr gefragt und soll 105 Jahre alt geworden sein. Dieses sprichwörtlich biblische Alter macht deutlich, wie gesund Fasten sein kann.

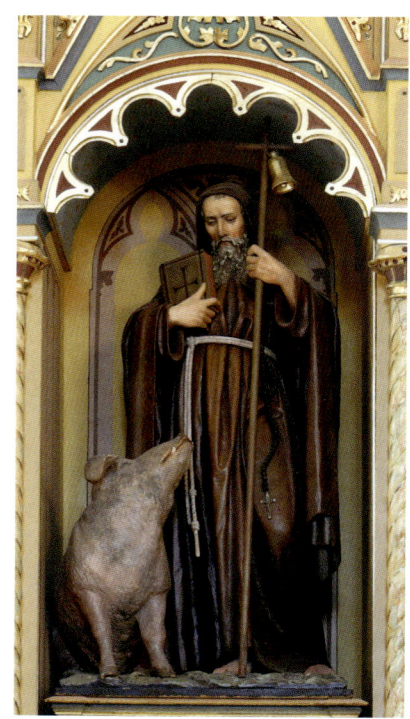

Die Wüste ist ein traditioneller Ort des Fastens. Sie symbolisiert einerseits die totale Abgeschiedenheit von der restlichen Welt. Andererseits ist sie aber auch als Bild für einen Seelenzustand zu verstehen: Wenn man das Gefühl hat, alles in einem ist wüst und leer, sinnlos, dürr, vertrocknet, dann ist es Zeit, sich zurückzuziehen. Die Zahl 40, die bei der Anzahl der Fastentage in den biblischen Geschichten immer wieder vorkommt, orientiert sich wahrscheinlich an den 40 Jahren, die das jüdische Volk durch die Wüste wandern musste, ehe es ins Gelobte Land kam (Deuteronomium, Kap. 29, 4). 40 Fastentage stimmen aber auch in etwa mit dem Zeitraum überein, den ein gesunder Mensch normalerweise ohne Nahrung überleben kann, ohne gesundheitliche Schäden davonzutragen.

DIE FASTENREGEL DES HL. BENEDIKT – AUCH AUF UNSERE ZEIT ÜBERTRAGBAR

Als der hl. Benedikt im 6. Jahrhundert n. Chr. auf dem Monte Cassino in der italienischen Provinz Frosinone die Regel für seine Mönchsbrüder niederschrieb, die auch zur Basis für andere Ordensgemeinschaften wurde, konnte er also auf dem Erfahrungsschatz biblischer Persönlichkeiten und der alten Mönchsväter aufbauen.

Das Fasten war für ihn dabei ein wichtiger Bestandteil der klösterlichen Lebensform, den er fest in den Jahresablauf integrierte. Zwar sollten die Mönche immer enthaltsam leben, aber Benedikt hielt es für notwendig, gewisse Perioden als besondere Fastenphasen festzulegen. Dabei wurden Fastentage oder –wochen nicht willkürlich angeordnet, sondern nach einem wohl überlegten System bestimmt. Ausschlaggebend waren dabei zum einen die hohen kirchlichen Festtage wie Weihnachten und Ostern. Diese „Feier"tage, an denen man sich besondere Speisen und Getränke gönnte, mussten sich die Mönche durch vorhergehende Enthaltsamkeit gewissermaßen verdienen.

Maßgebend für Benedikt bei der Festlegung der mönchischen Fastentage waren aber auch der Rhythmus der Jahreszeiten und der Umfang körperlicher Arbeit, welche die Mönche in den verschiedenen Monaten zu leisten hatten. Im Sommer waren die Tage länger und körperlich anstrengende Feldarbeit angesagt. Also benötigte man mehr und gehaltvollere Nahrung.

An kurzen Wintertagen ging man eher kontemplativen Tätigkeiten hinter den Klostermauern nach. Die Menge der Speisen konnte daher reduziert werden. Auch diese Vorgaben können wir auf unsere Zeit übertragen: Bei stärkerem körperlichem Einsatz benötigt der Körper mehr Nährstoffe, bei sitzenden Tätigkeiten entsprechend weniger.

Auch heute noch bieten sich die traditionellen klösterlichen Fastenperioden vor Weihnachten und Ostern als Zeitpunkt für die eigene Heilfastenkur an.

ZUR RECHTEN ZEIT ESSEN – ZUR RECHTEN ZEIT FASTEN

Benedikt legte auch exakt Anzahl und Zeiten der täglichen Mahlzeiten fest: Von Ostern bis Pfingsten und in der Weihnachtszeit wurde zweimal pro Tag gegessen. Im Sommer ebenfalls. Ausnahmen bildeten der Mittwoch und der Freitag. Dies waren die Fastentage der frühen Kirche, an denen es nur eine einzige Mahlzeit gab. Die strengsten Fastentage, an denen man nur Wasser und trockenes Brot zu sich nahm, waren Karfreitag und Aschermittwoch. So halten es im übrigen viele Benediktiner und auch andere Ordensgemeinschaften bis heute.

Auch von Mitte September bis kurz vor Weihnachten sowie nach dem Jahreswechsel bis Ostern nahm man in den Klöstern nur einmal täglich etwas zu sich, in der Regel um 15 Uhr. In der vorösterlichen Fastenzeit fand diese Mahlzeit am frühen Abend statt.

Gab es zweimal am Tag Nahrung, fand die Hauptmahlzeit um die Mittagszeit statt. Genau gesagt zur sechsten Stunde nach Sonnenaufgang.

Vor Sonnenuntergang, jedoch spätestens um 19 Uhr, gab es das Abendbrot. Es sollte so eingenommen werden, dass man bei Tisch kein künstliches Licht benötigte. Diese zeit-

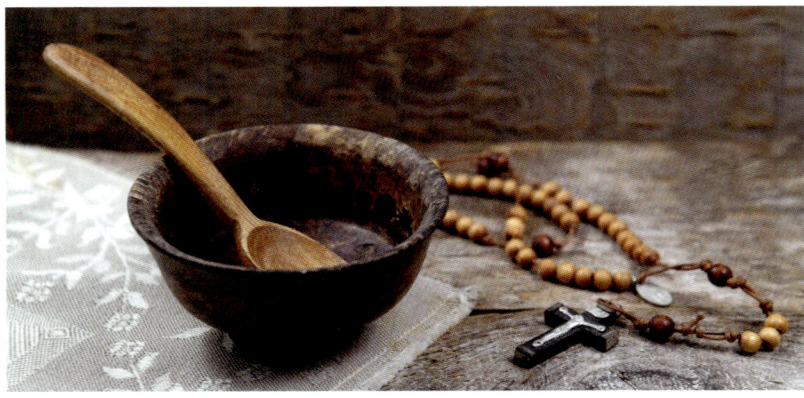

> „Die sechste Stunde für die Hauptmahlzeit (= 6. Stunde nach Sonnenaufgang, d.V.) wird ... beibehalten, wenn die Brüder auf dem Felde arbeiten oder die Sommerhitze unerträglich ist; der Abt sorge dafür. Überhaupt regle er alles so, dass es den Brüdern zum Heil dient, und sie ohne berechtigten Grund zum Murren ihre Arbeit tun können."
> (Regel des hl. Benedikt, Kap. 48, 4 u. 5)

liche Begrenzung basierte aber auch auf der noch heute gültigen Erkenntnis, dass man nicht mit vollem Magen zu Bett gehen sollte.

Für Benedikt gab es wesentliche Gründe, die Mahlzeiten zu festen Zeiten einzunehmen: Das Mittagsmahl teilte den Arbeitstag in zwei etwa gleich große Blöcke. Und das Abendessen beendete ihn.
Auch diese mittelalterliche Regel macht heute nach wie vor Sinn. Weitere, die Mahlzeiten betreffende Vorgaben des hl. Benedikt sind ebenfalls zeitgemäß, nämlich, das Essen möglichst zur gleichen Zeit einzunehmen sowie die Beschränkung auf maximal drei Mahlzeiten pro Tag. Dies ist in jedem Fall viel sinnvoller als mehrere Snacks täglich.

Denn der Körper wirft bei jeder Nahrungsaufnahme sein komplettes Verdauungsprogramm an. Und wenn dem Körper ständig Nahrung zugeführt wird, baut er nichts ab. Dann gibt es nur Nähr- und keine Zehrzeiten.
Der gleichförmige Rhythmus der Mahlzeiten hat auch zur Folge, dass man nur zu den gewohnten Stunden Hungergefühle entwickelt und nicht zwischendurch.

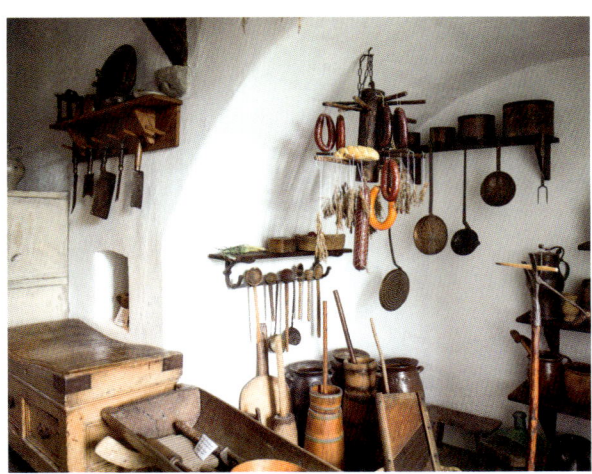

VON DEN MITTELALTERLICHEN MÖNCHEN LERNEN

Auch wenn die Zeiten sich seit Benedikt gewandelt haben, zeigen die oben erwähnten Beispiele, dass die Fasten- und Essensregeln des Ordensvaters nach wie vor Gültigkeit haben. Schließlich entsprechen sie unseren kulturellen Wurzeln und unserem Lebensraum. Man muss nur die Quintessenz herausfiltern und auf unseren modernen Lebensrhythmus übertragen.

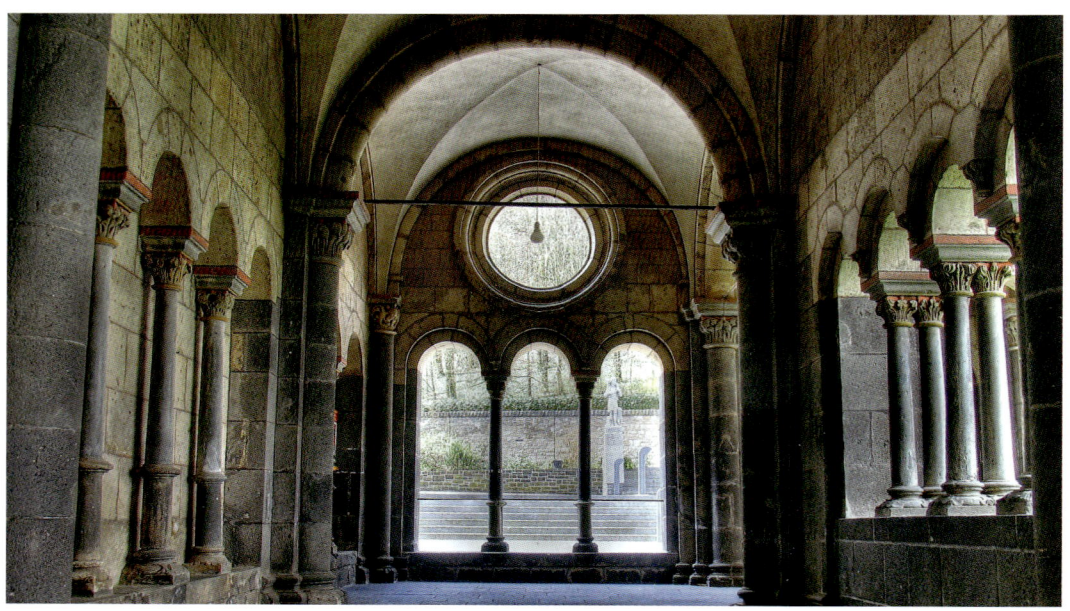

DIE BEDEUTUNG DES KLÖSTERLICHEN UMFELDS

Den Schritt zu wagen und ins Kloster zu gehen bedeutet auch, sich in gewisser Weise von der Außenwelt zurückzuziehen. Abstand von der Hektik des Alltags zu gewinnen, die Menschen außerhalb der Klostermauern öfter verspüren.
Als Gast im Kloster kann man sich – ohne lebenslange Verpflichtung – auch für ein paar Tage zurückziehen, zum Beispiel für eine Heilfastenwoche.

Hinter Klostermauern ist man abgeschottet von den täglichen Problemen und Anforderungen. Wenn man an einen solchen Ort fährt, beschränkt man sich beim Gepäck auf das Notwendigste: Extravagante Kleidung, modische Accessoires und Make-up sind hier nicht gefragt. Smartphone und Notebook sollten zu Hause bleiben. Einen Fernseher gibt es allenfalls im Gemeinschaftsraum.

Wenn auch viele Klöster heute über zeitgemäße Gästezimmer mit Nasszelle verfügen, so ist die Ausstattung zweckmäßig, aber bescheiden. Auf Telefon-, Internet- und Fernsehanschluss wird vielfach verzichtet. Bewusst. Und dies kommt dem spirituellen Sinn des Fastens entgegen: sich auf sich selbst und seine Grundbedürfnisse zu besinnen und während der Heilfastenphase ein anderes Leben als sonst zu führen – ohne Ablenkung.

Auch Familie, Freunde und Kollegen sind fern. So lieb Ihnen der Anhang auch sein mag, etwas Abstand hin und wieder tut gut. Umso mehr werden Sie sich auf das Wiedersehen freuen. Schließlich sind Sie im Kloster weit weg von den Genüssen des heimischen Kühlschranks oder den Mahlzeiten anderer Familienmitglieder, die nicht mitfasten.

ORT DER RUHE, ORT DER BEGEGNUNG

Klöster liegen oft in landschaftlich attraktiven Gebieten mit hohem Erholungswert – ein Aspekt, der in der Heilfastenphase durchaus zählt.

Da sie vielfach auch außerhalb von Gemeinden angesiedelt sind, hat der Rückzug ins Kloster zum Fasten auch einen rein praktischen Vorteil: Man wird nicht mit verlockenden Restaurants oder leckeren Auslagen in Bäckereien oder Feinkostläden konfrontiert. Dies erleichtert den Entzug fester Speisen vor allem in den ersten Tagen der Fastenwoche ungemein.

Hinzu kommt, dass einem das Einkaufen und die Zubereitung der Säfte und Suppen abgenommen werden. Man gewinnt so Zeit für sich selbst und kann sie für andere Dinge nutzen.

Und schließlich gibt es noch ein ganz wesentliches Argument für den Gastaufenthalt im Kloster: Hier findet man kompetente Gesprächspartner. In jedem Kloster gibt es eine Gastschwester beziehungsweise einen Gastpater. Häufig bieten sie den Gästen nach Vereinbarung Gesprächsmöglichkeiten an.

Nutzen Sie das Kloster als Rückzugsort auf Zeit, so wie dies die Altväter in der Wüste praktizierten.

In vielen Klöstern kann man auch mitarbeiten. Im Kräutergarten, bei der Küchenarbeit oder sonstigen Tätigkeiten kommt man dann leicht mit den Ordensleuten ins Gespräch. Und nimmt man an einer vom Kloster speziell organisierten Heilfastenwoche teil, so steht in der Regel der mönchische Leiter für Einzelgespräche zur Verfügung.

Da während einer Heilfastenwoche oft auch verdeckte Emotionen zum Vorschein kommen, ist es wichtig, einen erfahrenen Gesprächspartner zur Verfügung zu haben, der dabei hilft, emotionale Tief- und Höhepunkte in den Griff zu bekommen.

Mit all diesen Vorteilen ist der Aufenthalt im Kloster auf jeden Fall einen Versuch wert.

Nehmen Sie sich eine Auszeit im Kloster!

DER KLÖSTERLICHE TAGESRHYTHMUS

„Ora et labora – Bete und arbeite", lautet der Leitspruch der Benediktiner. Der sinnvolle Wechsel zwischen Gebet, Meditation und Arbeit bestimmt den klösterlichen Tagesablauf. Das klar vorgegebene Tagesraster gibt dem Stundenablauf eine Struktur: Alles geschieht zu seiner Zeit. Mögen das frühe Aufstehen und die vielen Gebetszeiten Ihnen zunächst ungewohnt vorkommen, wenn Sie Klosterneuling sind, nach einer Weile werden Sie jedoch merken, wie sinnvoll dieser Rhythmus ist. Im Übrigen ist die Teilnahme an den Gebeten ohnehin freiwillig, denn niemand soll im Kloster zwangsweise missioniert werden.

Die klösterlichen Zeitblöcke sind wichtige Fixpunkte. Gerade, wenn man fastet. Man weiß genau, wann „Essenszeiten" sind und wie viel Zeit man dafür hat. Der Magen stellt sich übrigens sehr rasch auf diesen Rhythmus ein.

Man kennt genau die Meditationszeiten, die einem die Möglichkeit geben, sich in sich

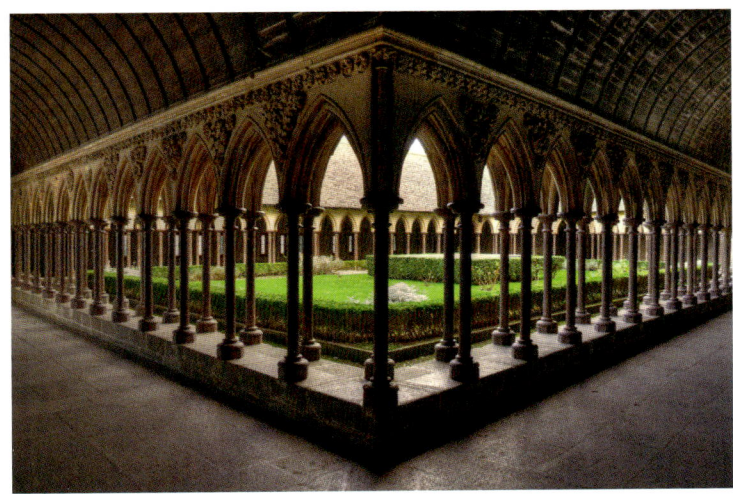

selbst zurückzuziehen. Wann gelingt einem dies schon einmal im Alltag, in dem häufig Termindruck herrscht?

Im Übrigen hat diese strenge Tagesstruktur noch einen anderen Vorteil: Man bekommt ein besseres Gefühl für Zeit. Denn man erkennt klar, was in welchem Zeitabschnitt zu schaffen ist. Benedikt hatte immer das „rechte Maß" im Auge, als er den klösterlichen Tagesablauf festlegte. Diese Qualität ist uns vielfach im Alltag abhanden gekommen. Häufig wird kein realistisches Zeitbudget für einzelne Tätigkeiten eingeplant. Der Frust ist groß, wenn man dann seine Arbeit in den veranschlagten Stunden nicht schafft.

Das „rechte Maß" für alle Dinge!
Aus der klösterlichen Tagesstruktur
können wir für den Alltag lernen.

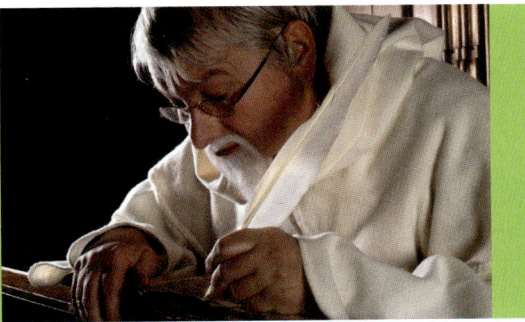

Und noch etwas ist den Mönchen wichtig: Sie möchten am Abend Abstand zu den Tagesaktivitäten gewinnen sowie ausreichend Schlaf in der Nacht bekommen.

In unserer modernen, schnelllebigen Zeit kann man problemlos die Nacht zum Tag machen. Viele Menschen arbeiten bis in die späten Abendstunden und legen sich dann zu Bett. So nehmen sie ihre Alltagsprobleme mit in den Schlaf und wachen vielfach gerädert auf. Kein Wunder, denn sie haben sich am Abend nicht die Zeit genommen, die Tageshektik nicht hinter sich zu lassen. Es gibt eine einfache Faustregel, die besagt: Nicht mit vollem Kopf und vollem Bauch ins Bett gehen!

Der Tagesablauf in einem Benediktinerinnenkloster auf der Schwäbischen Alb als Beispiel für eine klösterliche Tagesstruktur:

6 Uhr	Vigil (Nachtwache)
6.30 bis 7 Uhr	Meditation
7 Uhr	Laudes (Lobgesang) mit anschließender Eucharistiefeier
8 Uhr	Frühstück
11.30 bis 12 Uhr	Meditation
12.15 Uhr	Mittagshore
12.30 Uhr	Mittagessen
17 bis 17.30 Uhr	Meditation
17.30 Uhr	Vesper (Abendgebet)
18 Uhr	Abendessen
19.30 Uhr	Komplet (Nachtgebet)

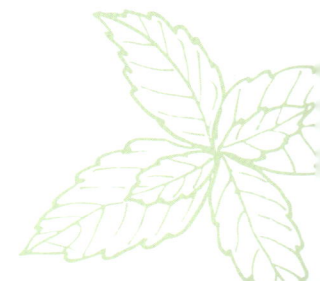

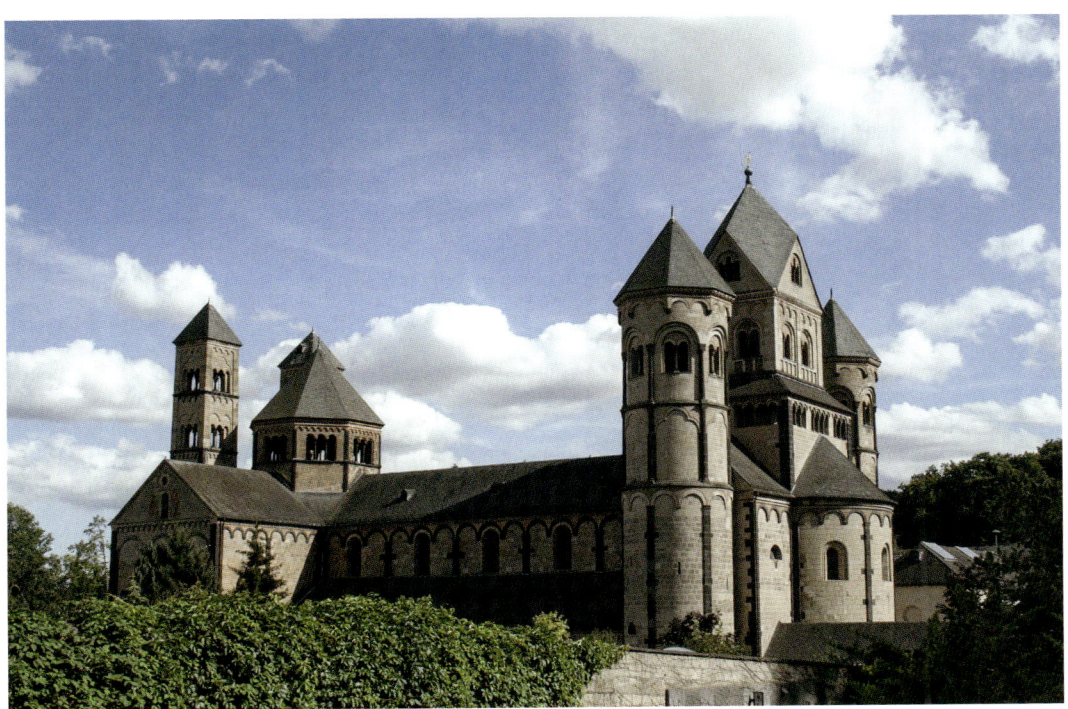

DIE KLÖSTERLICHE STILLE

Als Besucher eines Klosters fällt oft als Erstes die dort herrschende heilsame Stille auf. In unserer hektischen Gesellschaft sind wir dies kaum noch gewohnt. Lärm, Zeitdruck, Menschenmengen bestimmen unseren Alltag. Folge dieser Hektik ist eine ständige Zunahme sogenannter Zivilisationskrankheiten, vom Burn-Out-Syndrom über Schlafprobleme bis zum Tinnitus. All dies sind Reaktionen des Organismus auf dauerhaften Stress. Kein Motor läuft auf Dauer ohne regelmäßige Wartung – dies gilt ebenso für Herz und Kreislauf. Auch sie brauchen ihre Pausen. Wenn diese Pausen nicht gewährt werden, bricht das Immunsystem zusammen.

FASTEN- UND SCHWEIGEKURSE

Man spürt quasi vom ersten Moment an, wie wohltuend die klösterliche Stille ist. Es gibt auch regelrechte Schweigeklöster, in denen nur zu festgelegten Zeiten des Tages gesprochen wird, manchmal nur für eine halbe Stunde. Für uns ist das Schweigen etwas Außergewöhnliches geworden. Bei ehrlicher Betrachtung produzieren wir aber verbal am Tag ziemlich viel Überflüssiges, so dass Zurückhaltung in dieser Hinsicht sinnvoll sein kann.

Manche Klöster bieten Heilfastenkurse an, die gleichzeitig auch Schweigekurse sind. Die anfänglichen Hemmungen, unhöflich zu erscheinen, wenn man zum Beispiel während der Mahlzeiten nicht mit seinem Tischnachbarn spricht, verschwinden ziemlich schnell. Denn man spürt rasch, wie entlastend es sein kann, sich nicht zum Reden gezwungen zu fühlen und sich auch nicht immer etwas anhören zu müssen. Vielleicht sollte man sich nicht beim ersten Fastenkurs zusätzlich dem Schweigen verpflichten. Denn man ist dann bereits mit so vielen unbekannten Reaktionen des Körpers und der Psyche konfrontiert, über die man sich in der Regel austauschen möchte. Aber für Fastenerfahrene kann das Schweigen eine zusätzliche positive Komponente sein.

Klösterliches Fasten bedeutet „Ent"lastung – für Körper, Geist und Seele.
Wer schon über Heilfastenerfahrung – das heißt über Erfahrung des Fastens für Gesunde – verfügt, sollte sich überlegen, ob er nicht an einem Fasten- und Schweigekurs teilnimmt, den manche Klöster anbieten.

DIE KONZENTRATION AUF SICH SELBST

Heilfasten bedeutet Entschlackung, Entgiftung und körperliche, aber auch geistige Regeneration. Regenerieren kann man am besten, wenn man sich voll auf sich selbst konzentriert. Das Kloster bietet hierfür einen idealen Rahmen. Die spirituelle Atmosphäre und die festen Meditationszeiten fördern die Auseinandersetzung mit sich selbst. Es gibt so gut wie keine Ablenkung. Auch nicht von eigenen Unzulänglichkeiten und der eigenen Unzufriedenheit. Heilfasten im Kloster kann auch eine Chance sein, lange fällige „Aufräumarbeiten" im eigenen Leben in Angriff zu nehmen.

Heilfasten nach der Klostermethode ist ein ganzheitlicher Ansatz. Spiritualität und Lebensgefühl sind dabei genauso wichtig wie der körperliche Reinigungs- und Erneuerungsprozess. Diese Form des Fastens basiert auf jahrhundertealten Traditionen und Erfahrungen, denen man am ehesten im Kloster selbst auf die Spur kommt.

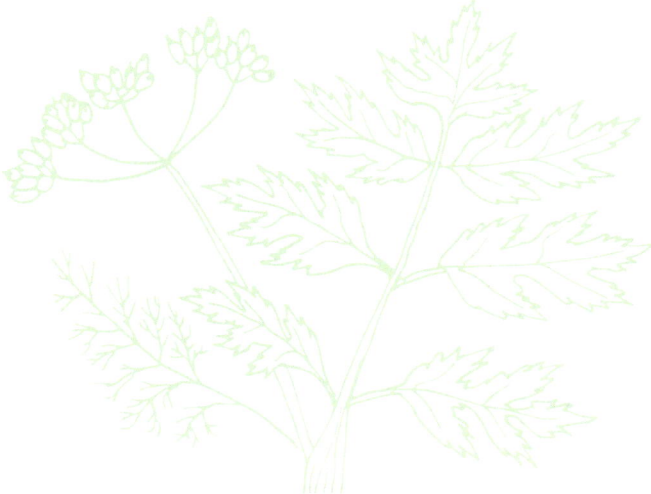

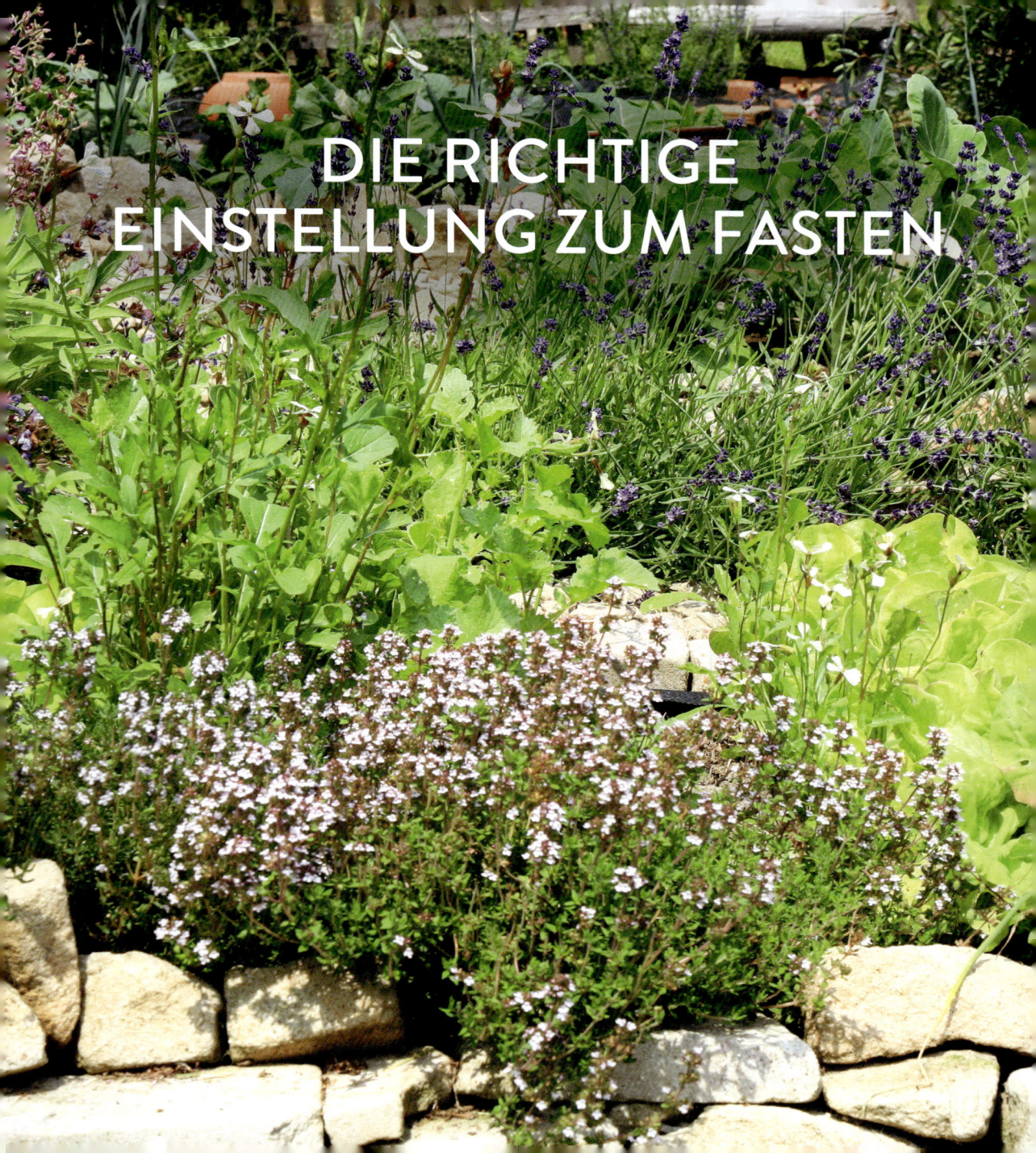

DIE RICHTIGE EINSTELLUNG ZUM FASTEN

Der Entschluss zum Fasten muss aus innerer Überzeugung kommen. Wer rasch ein paar Pfunde loswerden möchte, um seine Bikini-Figur für den Sommer zu verbessern, ist sicherlich nicht der geeignete Kandidat für das Heilfasten.

Fasten bedeutet in gewisser Weise einen Neuanfang. Mit entsprechendem Abbau von schlechten, aber vielleicht lieb gewonnenen Gewohnheiten. Fasten birgt die Chance, Abhängigkeiten aufzulösen und sich von Dingen zu befreien, die einen gefangen halten. Dies erfordert jedoch Entschlussfreudigkeit, kostet Überwindung und benötigt Durchhaltevermögen. Deshalb muss man es sich sehr gut überlegen, ob die Entscheidung, eine Heilfastenkur durchzuführen, im Einzelfall überhaupt richtig ist. Denn nur, wer positiv dazu steht und an den Erfolg glaubt, wird auch Gewinn aus den Fastentagen ziehen. Andernfalls können sie zur Quälerei werden.

Fasten bedeutet Gewinn durch Verzicht. Und der Verzicht erhöht die Qualität dessen, was man zu sich nimmt.

In diesem Sinne sollte sich jeder, der heilfasten möchte, umfassend informieren, bevor er sich zu diesem Schritt entschließt, und die eigene Entscheidung selbstkritisch hinterfragen. Aber vergessen Sie auch nicht: Für einen Neuanfang ist es nie zu spät!

Der Wüstenmönch Altvater Moses fragte den Altvater Silvanos:
„Kann der Mensch täglich einen neuen Anfang machen?"
Dieser antwortete: „Wenn er bereit ist, hart an seiner Seele zu arbeiten, kann er in jedem Augenblick einen neuen Anfang machen."
(aus: Michael Cornelius, Die Weisheit der Wüstenmönche, München 2005, S. 175)

DER ZWECK DES HEILFASTENS – GANZHEITLICH „ENTSCHLACKEN"

Essen ist bei uns inzwischen rund um die Uhr zu haben, zu jeder Tages- und Nachtzeit. Wenn keine Restaurants und Snack-Bars mehr geöffnet haben, kann man beim Lieferservice ordern oder sich an großen Bahnhöfen und Tankstellen versorgen. Dies hat zur Folge, dass viele Menschen sich im wahrsten Sinne des Wortes mit Nahrung vollstopfen. Vollgestopft ist so mancher aber nicht nur mit Essen, sondern beispielsweise auch mit Fernsehen, Videos, Internetspielen. Diese Dinge kann man alle sitzend konsumieren. Die Folge zeigen sich bereits heute: Rund ein Viertel aller Deutschen leidet an Übergewicht. Jedes dritte Kind ist zu dick.

KÖRPERLICHE RUNDUMERNEUERUNG

Beim Heilfasten unterzieht man sich einem Reinigungsprozess. Der Körper wird von belastenden Stoffen befreit. Der Blutdruck sinkt, ebenso der Insulinspiegel. Der Körper bindet dadurch nicht so viel Wasser wie sonst. Überschüssige Wasseransammlungen im Körper werden freigesetzt, und man fühlt sich leichter. Beim Fasten wird ein Reiz zur Erneuerung der Darmschleimhaut in Gang gesetzt, außerdem werden überschüssige gebundene Säuren abgebaut.

SCHLECHTE ERNÄHRUNGSGEWOHNHEITEN

Unsere Nahrung ist im Durchschnitt zu säurehaltig, beziehungsweise sie bildet zu viel Säure. Die körperliche Grundsubstanz sowie die Organe sind dadurch überlastet. Es entstehen degenerative Veränderungen an den Gelenken bis hin zur Osteoporose. Verursacht wird dies vor allem durch tierisches Eiweiß, das in Fleisch, Wurst und Käse enthalten ist, sowie durch Weißmehlprodukte, Süßigkeiten, Alkohol, Kaffee und phosphathaltige Getränke wie Cola.

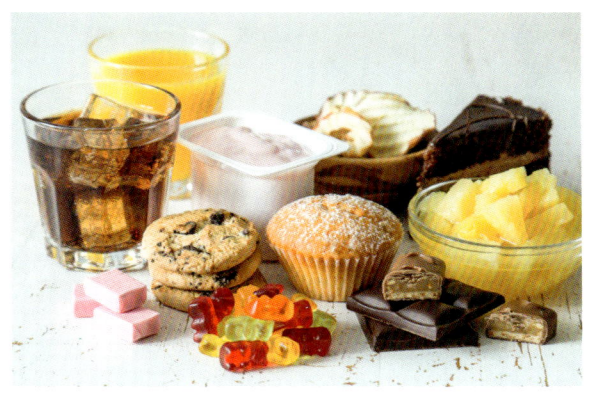

Viele Menschen essen zu wenige pflanzliche Produkte, und eine große Anzahl trinkt nicht genügend. Aus diesem Grund wird zu wenig Säure über die Nieren ausgeschieden. Hinzu kommen vielfach Bewegungsmangel und eine flache Atmung, so dass auch die Säureausscheidung über die Lunge zu gering ist. Durch das Fasten, bei dem man ja auf die oben genannten Nahrungsmittel verzichtet und zugleich vermehrt trinkt, wird die Säureausscheidung unterstützt.

Beim Verzehr von Nahrungsmitteln nehmen wir teilweise noch weitere exogene – also dem Organismus von außen zugeführte – Schadstoffe auf, beispielsweise Konservierungs- sowie künstliche Farb- und Aromastoffe, giftige Schwermetalle oder radioaktiv veränderte Substanzen. Hinzu kommen Endogene – das heißt vom Körper selbst produzierte – Endprodukte von Stoffwechsel- und Oxidationsprozessen. Beim Heilfasten wird der Körper vermehrt von diesen Stoffen befreit.

Dies bedeutet für den Organismus eine große Umstellung. Stoffwechselvorgänge werden innerhalb kurzer Zeit grundlegend verändert, da dem Körper plötzlich Stoffe entzogen werden, an die er sich gewöhnt hat. Dass dies nicht ohne Reaktionen bleibt, die auch das subjektive Befinden beeinträchtigen, ist nachvollziehbar.

Deshalb ist es so wichtig, sich vor Beginn des Heilfastens über veränderte Vorgänge im Körper zu informieren und die Nahrungsumstellung Schritt für Schritt vorzunehmen. Denn alles andere wäre eine regelrechte Schocktherapie.

Wer das erste Mal heilfastet, sollte unbedingt vor Beginn der Fastentage einen Arzt aufsuchen, der beurteilen kann, ob das Heilfasten im Einzelfall überhaupt sinnvoll und geeignet ist.
Auch für Fastenerfahrene ist es ratsam, sich regelmäßig vor Beginn der Fastenkur von einem Arzt durchchecken zu lassen.

HEILFASTEN ALS THERAPIE BEI ORGANISCHEN ERKRANKUNGEN

Durch die Entschlackung kann das Heilfasten auch Therapieerfolge bei einigen organischen Erkrankungen bringen. Zum Beispiel bei

- grippalen Infekten
- Gicht
- Magenverstimmung
- Bluthochdruck
- Rheumatischen Erkrankungen
- Diabetes

Aber auch hier gilt: In jedem Fall vor Beginn der Fastenkur den Arzt zu Rate ziehen.

Darüber hinaus gibt es auch Situationen, in denen man auf das Fasten verzichten muss. Beispielsweise bei

- schweren chronischen Infekten wie Hepatitis, Tuberkulose oder AIDS
- schweren körperlichen und seelischen Erkrankungen, beispielsweise Niereninsuffizienz, Leberzirrhose oder schweren Depressionen
- Krebserkrankungen – Krebs lässt sich nicht „wegfasten"
- Schwangerschaft
- Essstörungen wie Anorexia nervosa (Magersucht) oder Bulimia nervosa (Ess-Brech-Sucht) – hier liefe das Heilfasten dem Heilungsprozess zuwider.

HEILFASTEN – DER START ZUR DAUERHAFTEN GEWICHTSABNAHME?

Wer glaubt, mit einer Heilfastenwoche habe er sich dauerhaft von lästigen Pfunden befreit, und danach weitermacht wie zuvor, erliegt einer Illusion. Ganz schnell wird er merken, dass die Pfunde wiederkommen, manchmal sogar in größerer Zahl als vorher – der gefürchtete Jo-Jo-Effekt.

Heilfasten kann man auch als eine Art Therapie im Hinblick auf das Essverhalten verstehen, die eine Ernährungsumstellung oder zumindest eine Ernährungskorrektur zur Folge haben kann. Wer dauerhaft abnehmen möchte, sollte die Fastenwoche dazu nutzen, seine Ess- und Trinkgewohnheiten grundsätzlich zu überdenken, und diese Tage vielleicht als Start für eine längerfristige Ernährungsumstellung betrachten.

Muss Alkohol wirklich täglich sein? Kann man auf das Rauchen verzichten? Auf Süßigkeiten? Muss es jeden Tag Fleisch geben? Wäre nicht ein Fischtag pro Woche eine gute Idee? Dies könnten beispielsweise Themen sein, über die es sich nachzudenken lohnt.

Nahrungsumstellungen in die Tat umzusetzen, ist nicht ganz einfach, aber grundsätzliche Änderungen im Leben stellen eben immer Anforderungen an einen selbst.

Diese Erfahrung mussten schon die mittelalterlichen Mönche machen: „Zu den Werkzeugen der geistlichen Kunst gehört es,... nicht stolz zu sein, nicht trunksüchtig, nicht gefräßig, nicht schlafsüchtig, nicht faul..." (aus: Die Regel des hl. Benedikt, Kap. 4, 34-38).

GENIESSEN LERNEN

Eine Umstellung der Ernährungsgewohnheiten bedeutet nicht, dass Sie sich keinen Genuss mehr gönnen sollen. Denn wer nie genießt, wird ungenießbar. Aber einige Bestandteile der Heilfastenwoche können Sie ohne weiteres für die restliche Zeit des

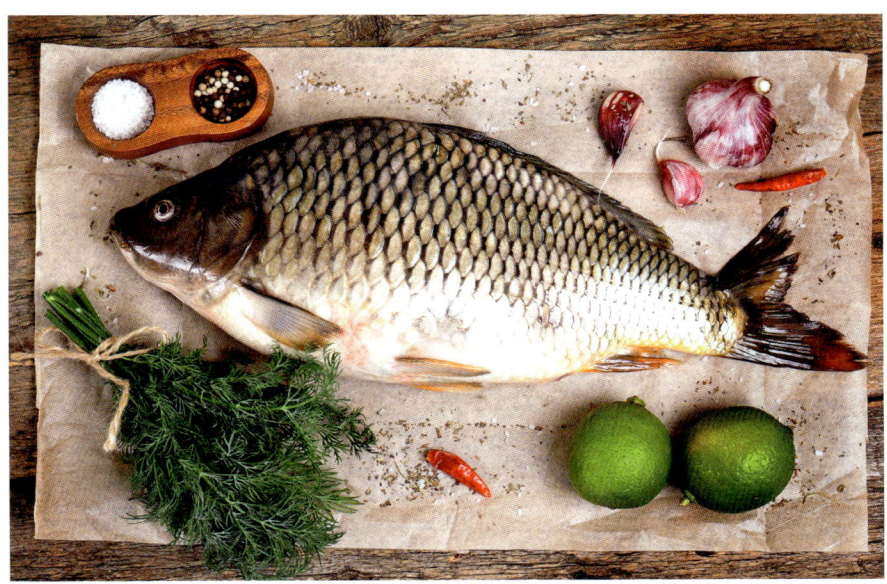

Jahres übernehmen. Wer ganz konsequent sein möchte, kann beispielsweise einmal pro Woche einen Fasten- oder einen Rohkost- oder fleischlosen Tag einlegen, wie dies auch viele Klöster noch praktizieren. Wichtig ist, dass an diesen Tagen ausreichend getrunken wird, das heißt etwa drei Liter Wasser oder ungesüßter Kräutertee pro Tag. Nicht ganz so strengen Fastenanhängern reichen vielleicht auch zwei Fastentage pro Monat. Hier muss jeder sein „rechtes Maß" finden.

Die mittelalterlichen Mönche aßen grundsätzlich kein Fleisch. Fisch war ein wesentliches Nahrungsmittel der Ordensleute. Seit dem hohen Mittelalter gilt er auch als Fastenspeise. Die Zisterzienser, die auch nach der Regel Benedikts leben, siedelten sich in der Regel an Gewässern an, um sich ihre Fischversorgung zu sichern. Klöster anderer Orden, die sich nicht in der Nähe des Meeres oder von Flüssen befanden, legten Fischzuchten an – Forellenbecken oder Karpfenteiche beispielsweise. Deshalb findet man auch heute noch große Fischteiche in der Nähe von manchen Klöstern. Und auch hier waren die Mönche Vorreiter einer gesunden Ernährung: Dass Fisch gesünder und bekömmlicher ist als das Fleisch von Säugetieren, war ihnen längst bekannt.

Aus welchem Grund auch immer Sie sich für das Fasten entscheiden: Es soll auf jeden Fall einen spürbaren Verzicht auf eingefahrene Laster bedeuten. Hier finden Sie einige Anregungen zur Umstellung Ihrer Essgewohnheiten und zu dauerhaftem Verlust überflüssiger Pfunde:

- Legen Sie einmal pro Woche oder mindestens alle 14 Tage einen Fasten- oder Rohkosttag ein.

- Reduzieren Sie Ihren Alkoholkonsum. Wenn Sie ein Glas bei besonderen Anlässen genießen, werden Sie es viel eher schätzen.

- Süßigkeiten zwischendurch machen sich sofort auf der Waage bemerkbar. Man genießt sie umso mehr, wenn man sie reduziert. Etwas kleines Süßes nach dem Mittagessen – und nur dann – wird zur Köstlichkeit.

- Zu viel Kaffee ist schädlich. Registrieren Sie doch einmal, wie viele Tassen Sie pro Tag trinken, ohne darüber nachzudenken. Zwei Tassen am Morgen sind völlig ausreichend, denn der Kaffee entzieht dem Körper wertvolle Flüssigkeit.

- Trinken Sie statt Kaffee lieber Kräutertee – möglichst ungesüßt. Kalorienhaltige Soft-Drinks sollten Sie ganz von der Getränkekarte streichen und durch Wasser ersetzen. Wasser ist ein Genuss und stillt viel eher den Durst.

- Überprüfen Sie einmal, wie viel Flüssigkeit Sie am Tag trinken. Zwei Liter Wasser oder ungesüßter Kräutertee sollten es mindestens sein.

- Versuchen Sie, Ihren Zigarettenkonsum einzuschränken oder vielleicht sogar das Rauchen ganz sein zu lassen.

- Notieren Sie sich, was Sie täglich essen. Wo sind in Ihrer Ernährung die versteckten Dickmacher? Gehen Sie Ihre Liste durch. Was können Sie reduzieren, worauf ganz verzichten?

Gönnen Sie sich mehr Fisch als Fleisch und mehr Gemüse und Salat als fetthaltige Soßen.

Wenn Sie sich nicht ganz im Klaren darüber sind, wie Sie Ihre Ernährungs- und Trinkgewohnheiten umstellen sollen, suchen Sie einen Ernährungsberater auf. Sicherlich gibt es jemanden auch in Ihrer Nähe.

KLARHEIT FINDEN

Wer fastet, hat auch die Chance, Klarheit über sich selbst und über die Dinge zu finden, die im eigenen Leben nicht zufriedenstellend laufen. Manchmal versuchen wir, mit zu vielem Essen auch Ärger und Ängste herunterzuschlingen. Nicht umsonst sagt man im Volksmund: „Es ist mir auf den Magen geschlagen." Eine negative Nachricht geht einem „an die Nieren" oder bei Nervosität „steckt einem ein Kloß im Hals". Ebenso wie beim Heilfasten der Körper von Schlackstoffen befreit wird und nicht ständig mit Nahrungsaufnahme und Verdauungsvorgängen beschäftigt ist, so wird auch der Kopf frei. Jeder von uns hat sicherlich schon einmal die Erfahrung gemacht, dass er nach einem opulenten Mahl völlig matt und müde war. Besonders kreativ kann man danach nicht mehr sein. „Ein voller Bauch denkt nicht gern", heißt es im Volksmund.

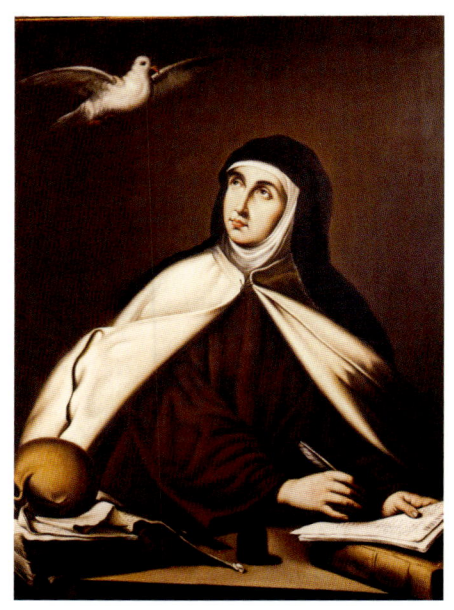

Um wie viel besser fühlt man sich hingegen nach einem leichten Mahl. Man hat kein Problem, danach wieder an die Arbeit zu gehen. In der Fastenphase wird dieser Effekt noch verstärkt. Nach den ersten Fastentagen fühlt man sich leicht und unbeschwert, sowohl körperlich als auch geistig. Das setzt Energien frei für neue Ideen.

„Tu Deinem Körper etwa Gutes, damit die Seele Lust hat, darin zu wohnen", sagte die Karmeliterin Teresa von Ávila (1515–1582), aber auch: „Wenn Rebhuhn, dann Rebhuhn – wenn fasten, dann fasten". Damit meinte sie einerseits, dass man seine Vorhaben konsequent durchführen, andererseits sich gelegentlich aber auch etwas gönnen sollte. Ihre Aussagen haben heute noch Gültigkeit.

BEREIT SEIN ZUM VERZICHT

Fasten bedeutet, das loszulassen, was uns gefangen hält. Wenn Sie sich dies klar machen, stellt das Fasten keine unüberwindliche Hürde dar, keinen Berg, den man mühsam erklimmen muss. Im Gegenteil, Menschen mit Fastenerfahrung freuen sich auf diese Zeit des Verzichts, denn sie bedeutet Abstand vom Alltäglichen, Selbstfindung durch Selbstaufgabe. Und nicht zuletzt kann Fasten eine Vorbereitung auf bedeutsame Dinge sein – bei den Mönchen sind dies die hohen kirchlichen Festtage.

> *Der Verzicht auf beschwerendes Essen bedeutet einen Zeitgewinn für andere Dinge, die einem wichtig sind.*

ALLEINE FASTEN ODER IN DER GRUPPE?

Fastenneulingen ist es in jedem Fall anzuraten, erste Erfahrungen in der Gruppe oder zumindest mit Begleitung zu sammeln. Man kann sich austauschen, denn die Reaktionen von Körper, Geist und Seele sind möglicherweise nicht immer gleich einzuordnen. Es hilft dann zu erfahren, dass es anderen auch so geht. In den Fastentagen muss man behutsam mit sich selbst und anderen umgehen. Die Gruppe hilft zu einem solchen Bewusstsein.

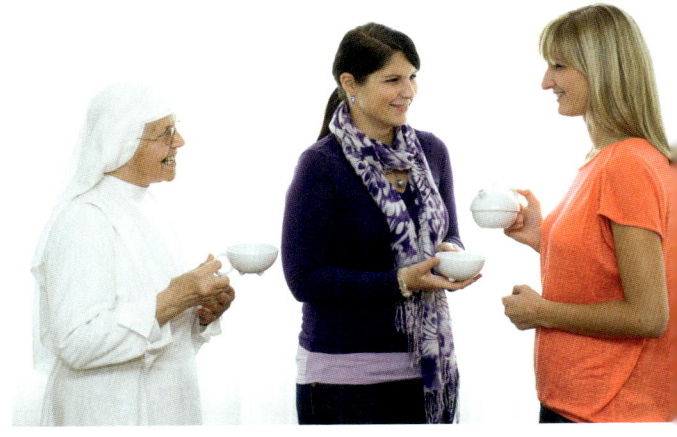

Ein erfahrener Fastengruppenleiter ist ein wertvoller Gesprächspartner und kann dabei helfen, Krisensituationen zu managen. Auch die Gruppe kann dabei unterstützen.

VIELFÄLTIGE MÖGLICHKEITEN

Sie können das Heilfasten in der Gruppe auch sozusagen „ambulant" durchführen, indem Sie sich beispielsweise einmal täglich treffen und ansonsten die Zeit in Ihren eigenen vier Wänden verbringen. Pfarrgemeinden oder auch Volkshochschulen bieten beispielsweise Fastenwochen innerhalb der kirchlichen Fastenzeit vor Ostern an. Diese Angebote haben den Vorteil, dass sie preislich meist günstig sind.

Auf eigene Faust zu Hause sollten Sie dagegen nur fasten, wenn Sie schon über ausreichend Fastenerfahrung verfügen. Sonst kann es passieren, dass bei Stimmungsschwankungen die Situation leicht aus dem Ruder läuft.

Wer während der Fastentage aber auch räumlich Abstand vom Alltag gewinnen möchte, der sollte sich eine Fastenwoche außerhalb der eigenen vier Wände gönnen. Viele Klöster haben entsprechende Angebote. Dort, wo die Tradition des Fastens über Jahrhunderte gepflegt wurde, ist man sehr gut aufgehoben – auch in preislicher Hinsicht. Fastenkliniken beispielsweise sind meist sehr viel teurer und bieten darüber hinaus auch nicht das spirituelle Umfeld, das den Abstand vom Alltag zusätzlich fördert.

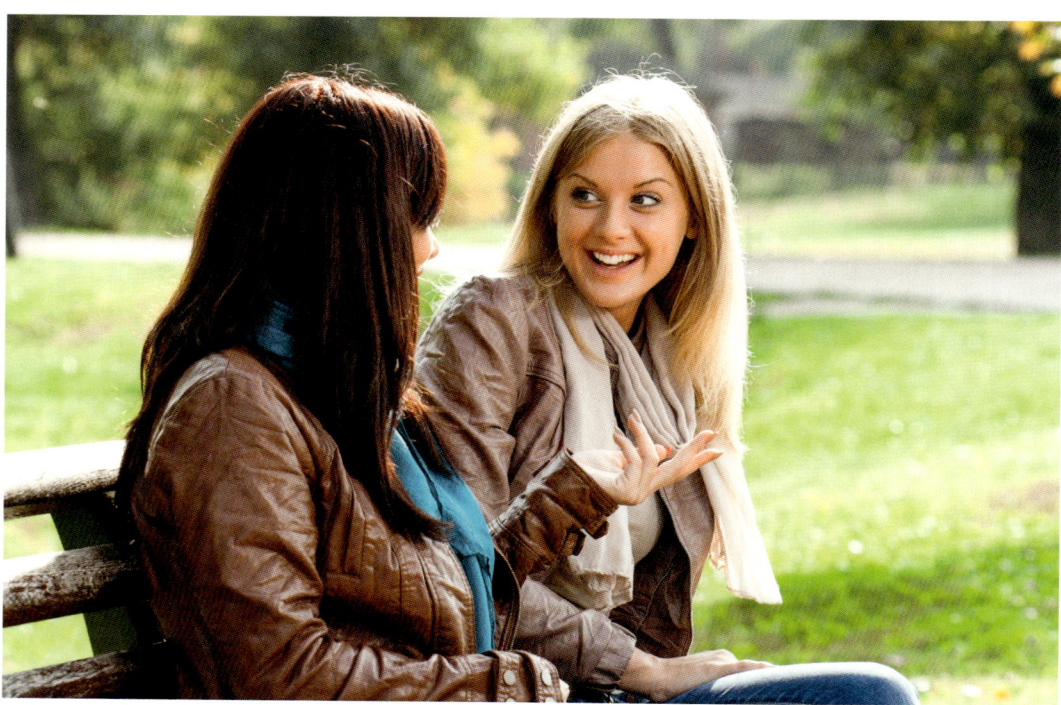

Fasten und arbeiten?

Wenn Sie lange Fastenerfahrung haben, können Sie während dieser Phase auch normal arbeiten. Sie sollten allerdings Folgendes bedenken:

- Starten Sie mit dem Fasten an einem Wochenende. Darmentleerung und Ruhephasen, die der Körper in dieser Zeit fordert, schränken die Konzentration ein.

- In den ersten Tagen der Fastenwoche sind Sie normalerweise Stimmungsschwankungen unterworfen und daher möglicherweise kein so ausgeglichener Kollege.

- Durch die auf Hochtouren laufende Fettverbrennung kommt es zur Bildung von Ketonkörpern (Säuren, die während des Fastens in Blut und Urin entstehen). Dadurch tritt vermehrt Mundgeruch auf. Dies ist für das kollegiale Umfeld nicht sehr angenehm.

- Während des Fastens ist der Körper „auf sich selbst bedacht" und benötigt dafür viel Energie. Ihre Reaktionen sind deshalb möglicherweise etwas verlangsamt, Sie sollten daher beispielsweise besonders im Straßenverkehr verstärkt aufpassen.

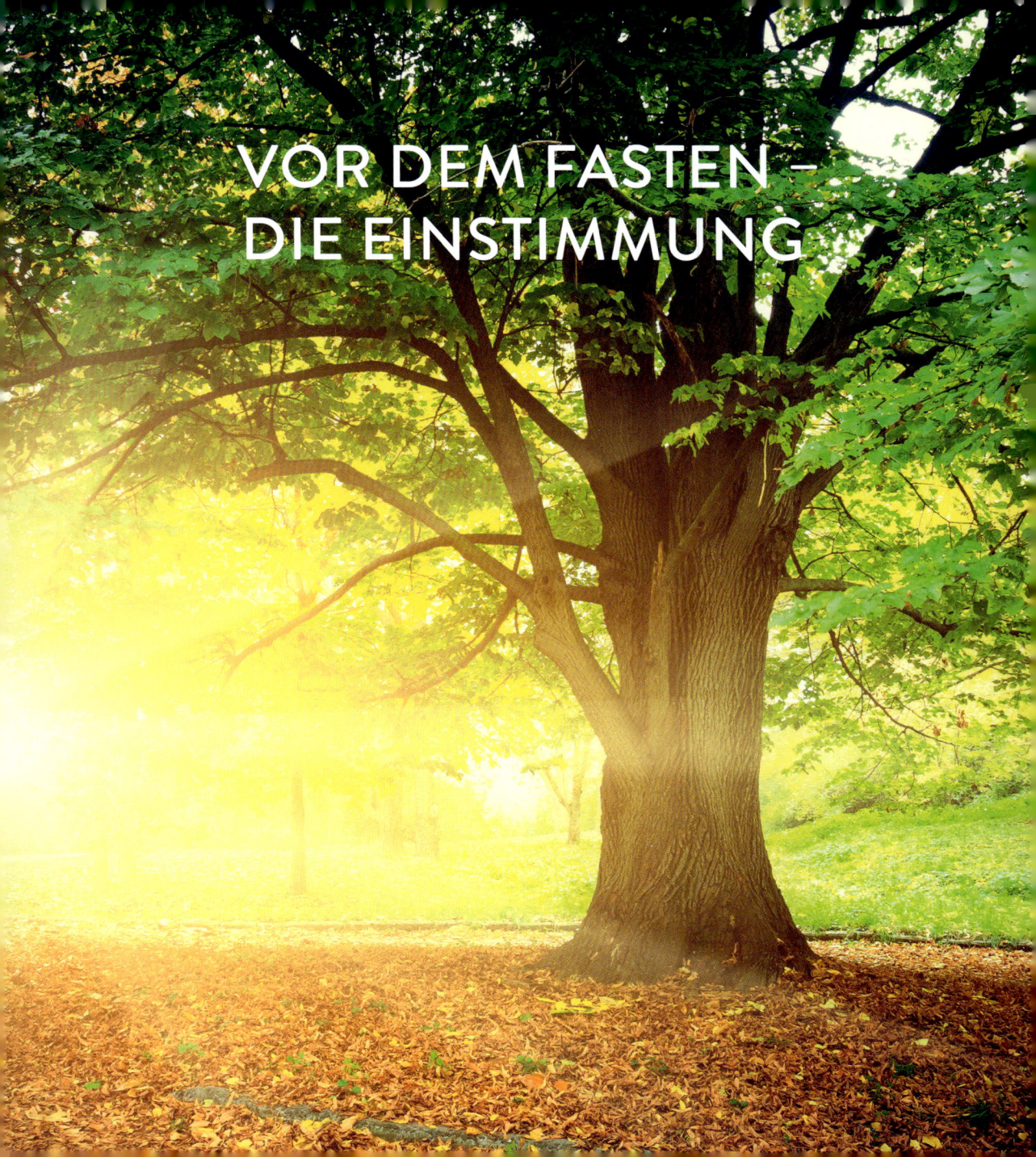

VOR DEM FASTEN – DIE EINSTIMMUNG

DER PASSENDE ZEITPUNKT

Heilfasten ist ein sanfter Prozess. Es sollte niemals zum Wettbewerb ausarten und weder Belastung noch Stress hervorrufen. Fastenerfahrene können während der Fastentage durchaus ihrer gewohnten Arbeit nachgehen und sich im alltäglichen Umfeld aufhalten. Dennoch sollte man sich überlegen, ob man während der Fastenperiode nicht sinnvollerweise neben der Nahrungsreduktion auch Verzicht in anderen Bereichen übt und damit eine Idee von einer Art anderem Leben gewinnt.

DER KOPF MUSS FREI SEIN

Bevor Sie sich zum Heilfasten entschließen, sollten Sie sich darüber klar werden, was Sie sich von diesen Tagen erwarten.

Setzen Sie sich vor Beginn der Fastentage hin und notieren Sie, was Sie sich konkret von dieser Zeit erwarten, und zwar im Hinblick auf Körper, Geist und Seele.
Diese Notizen können Sie in der Fastenphase und auch danach immer wieder zur Hand nehmen und prüfen, inwieweit Sie Ihre Ziele erreicht haben.

Diese Prüfung beinhaltet natürlich auch, dass Sie sich genau überlegen, wie viele Tage Sie fasten möchten. Dazu gehören ebenso die notwendigen Entlastungstage vorher sowie die Aufbautage am Ende der Heilfastenkur.
Die klassische Kernphase beträgt meist sechs Tage. Fastenneulinge sollten sich danach richten und den Bogen nicht überspannen, indem sie sich zu viel zumuten. Es kann leicht passieren, dass man in eine Euphorie gerät und glaubt, das Fasten endlos ausdehnen zu können, wenn man die ersten Tage einmal geschafft hat.
Fastenerfahrene können die Fastenperiode durchaus etwas länger ansetzen. Sie wissen in der Regel, was sie sich zumuten können.

Achten Sie auf Ihr Körpergefühl!

Wenn Sie noch keine Heilfastenerfahrung haben und nicht wissen, wie viele Tage sie veranschlagen sollten, sprechen Sie mit Ihrem Arzt, der Sie vor Beginn der Heilfastentage ohnehin untersuchen sollte.

DAS RECHTE MASS

„Wenn sich die Menschen in übertriebener Weise der Nahrung enthalten, so dass sie ihrem Körper nicht die richtige und angemessene Nahrung zuführen, werden die einen instabil und leichtlebig in ihrer Lebensweise, andere durch viele große Beschwerden bedrückt. Dann ereignen sich manchmal Katastrophen in ihrem Körper, weil die Elemente, die in ihnen sind, durcheinander geraten", stellte die hl. Hildegard (1098 – 1179) schon im 12. Jahrhundert fest. Sie hatte durch ihre Veröffentlichungen zur Heilkraft der Natur und der Behandlung von Krankheiten bereits zu Lebzeiten Berühmtheit erlangt. Für sie war, genauso wie für den hl. Benedikt, das rechte Maß aller Dinge richtungsweisend. Und für diese Ordensleute gehörte das Fasten zum Alltag, war sozusagen etwas ganz Normales. Auch heute sollte man das Fasten nicht als etwas Außergewöhnliches betrachten. In Krisenzeiten waren Menschen manchmal zum Fasten gezwungen und haben dies auch über einen längeren Zeitraum durchgehalten.

TABULA RASA

Damit der Kopf auch wirklich frei werden kann, sollten Sie vor dem Fasten „reinen Tisch machen" und alle dringenden Aufgaben erledigen, so dass Sie während der Fastentage weder beruflich noch privat überlastet sind. Dies gilt natürlich besonders, wenn Sie zu Hause fasten.
Es unterstützt Ihren geistigen und körperlichen Reinigungsprozess, wenn Sie nicht nur die Nahrung reduzieren, sondern auch von der Arbeit Abstand nehmen. Wer dennoch arbeiten muss oder möchte, sollte nicht in Zeiten fasten, in denen es beruflich besonders hoch her geht oder sich berufliche Veränderungen abzeichnen. Denn der Kopf

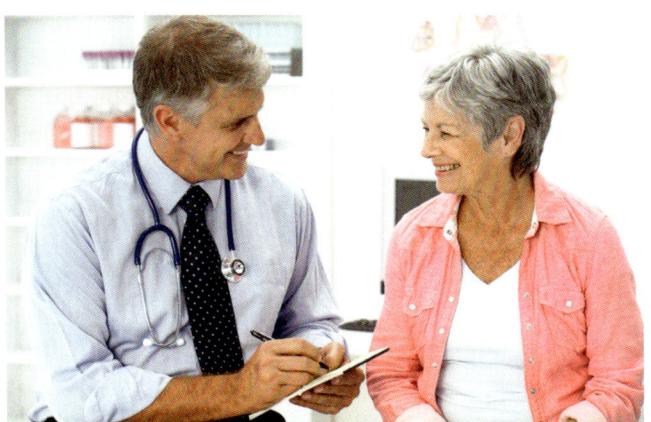

muss frei sein, sonst funktioniert das Heilfasten nicht.

Wenigstens in den ersten drei – oft kritischen Fastentagen – sollten Sie, wie schon im vorhergehenden Kapitel erwähnt, die Alltagsroutine beiseite legen, unter anderem auch der zu erwartenden Stimmungsschwankungen wegen.

Planen Sie mindestens die ersten drei Fastentage so, dass Sie sich beruflich und privat zurückziehen können. Wer während der Fastenperiode weiterhin arbeiten möchte, sollte den Start auf ein Wochenende legen.

Die Freizeitphasen sollten Sie vorher so planen, dass Sie sich viel in der frischen Luft bewegen können. Beim Fasten wird man überflüssige Pfunde los und spürt recht bald, dass der Körper sozusagen von Ballast befreit ist. Häufig macht sich dann ein verstärkter Bewegungsdrang bemerkbar.

Wenn Sie zu Hause fasten möchten, sollten Sie dort nach Möglichkeit alles abschalten, was Sie von der körperlichen und geistigen „Reinigung" ablenken könnte: Leeren Sie also nicht nur den Kühlschrank vor den Fastentagen, sondern lassen Sie möglichst auch Fernseher und Computer aus und schalten Sie öfter mal den Anrufbeantworter ein sowie das Handy aus.

Trotz aller „Vorsichtsmaßnahmen": Sie sollten es sich grundsätzlich reiflich überlegen, ob Sie in Ihrer gewohnten Umgebung bleiben möchten. Denn dort „lauern Verlockungen" wie Lebensmittelvorräte oder vielleicht auch nur liebe, nicht fastende Mitmenschen, die einen dazu überreden möchten, doch wenigstens ein kleines Stück von dem köstlichen, selbst gebackenen Kuchen zu probieren.

Dies ist übrigens auch mit ein Grund, warum Sie sich vor Beginn der Heilfastentage gut überlegen sollten, wem Sie von Ihrem Vorhaben erzählen. So vermeiden Sie unnötige Diskussionen und Rechtfertigungen.

Es ist jedoch durchaus sinnvoll, sich für die Fastenperiode einen kompetenten Gesprächspartner zu suchen. Dies kann ein Familienmitglied oder ein Freund sein, dem man besonders vertraut. Es kann der Arzt sein, der einen vor der Fastenperiode durchcheckt, oder natürlich ein Ordensmitglied, wenn man im Kloster fastet. Gerade diese Menschen sind oft im Umgang mit menschlichen Höhen und Tiefen sehr erfahren.

WELCHE JAHRESZEIT IST GÜNSTIG?

Jeder Mensch erlebt das Heilfasten individuell anders. Aus diesem Grund kann man auch kein Patentrezept für den geeigneten Fastenmonat abgeben.

Die klassische Jahreszeit ist das beginnende Frühjahr. Nicht ohne Grund hat die Kirche ihre Fastenzeit in die Periode vor Ostern gelegt. Nach dem Winter, in dem die Menschen sich – auch körperlich gesehen – eine wärmende Hülle zulegen, wird der Körper innerlich und äußerlich einer Art Regenerationsprozess unterzogen. „Wie in der Natur der Winter das Leben auf Sparflamme gesetzt hat, damit es sich regenerieren und im Frühling neu aufbrechen kann, so soll der Mensch im Fasten alles Überflüssige absterben lassen, damit er jugendlich und frisch aufleben kann." (aus: Anselm Grün, Heilendes Kirchenjahr, Münsterschwarzach 2004, S. 52)

So wie man beim Frühjahrsputz die Wohnung auf Hochglanz bringt, kann man in dieser Zeit auch mit sich selbst verfahren: reinigen, abbauen, entstauben.

Und noch etwas anderes spricht für die klassische Fastenzeit: Viele Menschen nehmen sich vor, in diesen Wochen auf irgendetwas zu verzichten – Fernsehkonsum, Alkohol, Zigaretten, Autofahren oder ähnliche Dinge. Warum sollte man nicht dann auch ganzheitlich Verzicht üben?

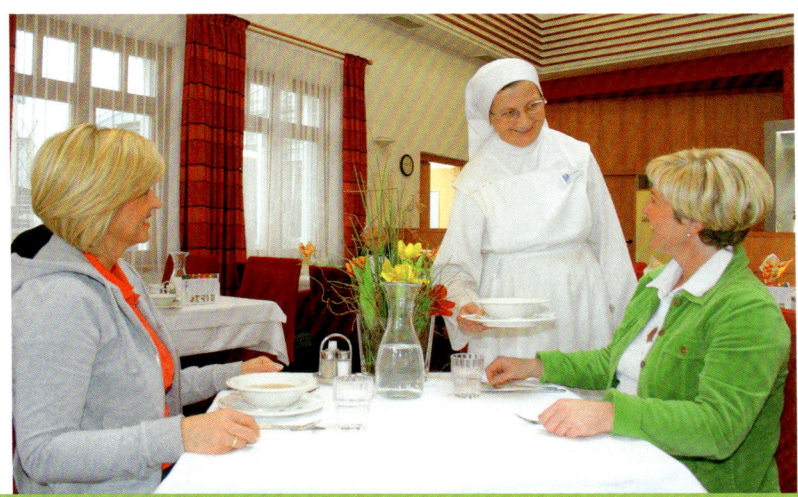

Grundsätzlich muss jeder selbst erspüren, welche Jahreszeit für ihn zum Fasten am besten geeignet ist.

FASTEN AUSSERHALB DER TRADITIONELLEN FASTENZEIT

Wer häufig friert, sollte seine Fastentage in den Sommer legen. Da der Körper durch die Nahrungsreduktion weniger verbrennen muss, neigt man während der Heilfastenperiode leicht zum Frösteln. Wärmende Sonnenstrahlen können da leicht Abhilfe schaffen.

Auch für den Herbst als Fastenzeit gibt es Argumente. Herbst bedeutet Abschied vom Sommer, Verzicht auf Sonnenstunden und Vorbereitung auf die Weihnachtszeit, die ja im kirchlichen Duktus „Neugeburt" bedeutet. Auch für die Ordensleute ist die Adventszeit traditionell eine Fastenphase, in der man Verzicht üben soll. So könnten auch Sie sich den Spätherbst oder die Vorweihnachtsphase als körperliche, geistige und seelische Erneuerungsphase auswählen.

Für diejenigen, die zweimal im Jahr fasten möchten, spricht also einiges dafür, dies im Frühjahr und Herbst zu tun. Man hat damit auch einen angemessenen Abstand zwischen den beiden Fastenperioden.

Manche Fastenerfahrene plädieren dafür, bei abnehmendem Mond zu fasten, da dieser das Fasten unterstütze. Es gibt Beobachtungen, dass man selbst bei übermäßiger Nahrungsaufnahme in dieser Phase nicht so schnell zunimmt wie sonst. Schon die hl. Hildegard stellte fest: „Was bei abnehmendem Mond geerntet und zur Aussaat verwandt wurde, keimt und wächst langsamer, bringt weniger Halm, liefert aber größeren Ertrag an Korn."

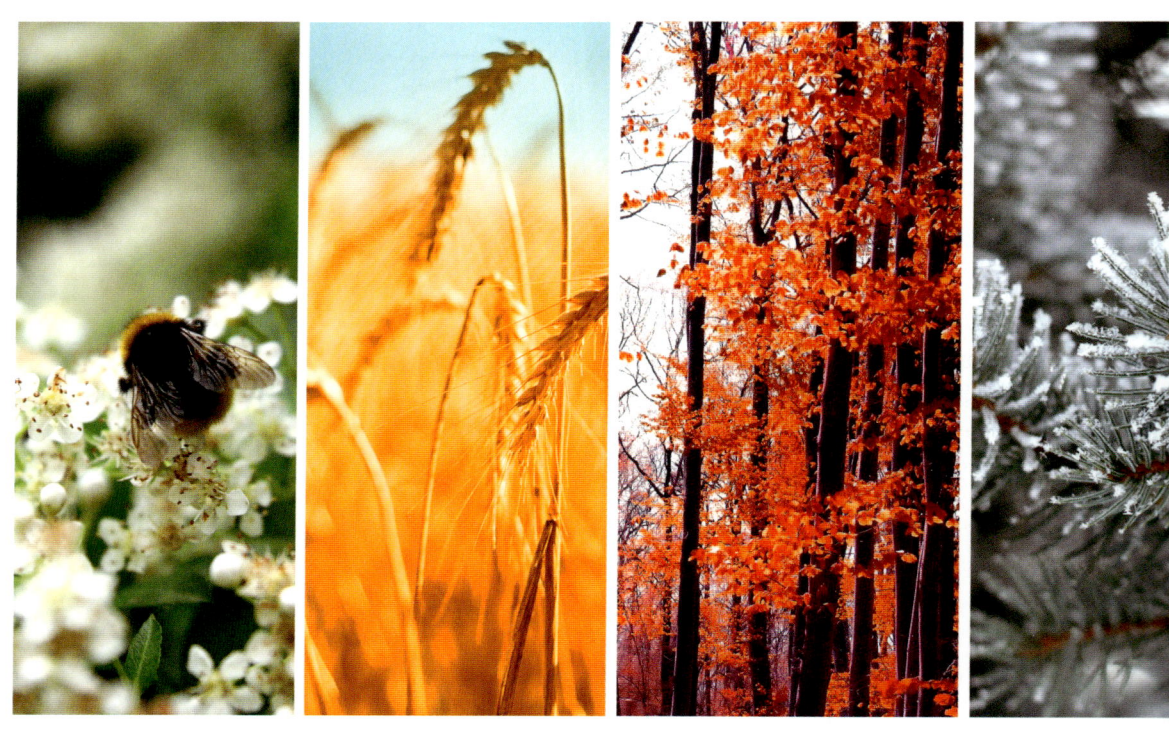

BEVOR ES RICHTIG LOS GEHT

„Der Mönch soll zwar immer ein Leben führen wie in der Fastenzeit. Dazu haben aber nur wenige die Kraft. Deshalb raten wir, dass wir wenigstens in diesen Tagen der Fastenzeit in aller Lauterkeit auf unser Leben achten und gemeinsam in diesen heiligen Tagen die früheren Nachlässigkeiten tilgen." (aus: Die Regel des hl. Benedikt, Kap. 49, 1-3)

Was Benedikt im 6. Jahrhundert für seine Ordensbrüder niederschrieb, ist auch heute noch eine brauchbare und wertvolle Anregung für die Fastenperiode. Es sollte eine Zeit sein, in der man „ausmistet" – aber nicht aus dem Stand heraus, sondern in Ruhe und mit der nötigen Vorbereitung.

INNERE VORBEREITUNG

Die Zeit für die Heilfastentage sollte möglichst frühzeitig im Kalender reserviert werden. Wenn dieser Zeitblock einmal fixiert ist, gilt: daran festhalten und nicht immer wieder verschieben! Denn das Heilfasten muss genauso ernst genommen werden wie wichtige geschäftliche Termine, die man auch nicht einfach absagen oder verschieben kann.

Das Heilfasten ist eine wichtige Verabredung mit sich selbst – so muss es derjenige sehen, der es ernst damit meint. Andernfalls sollte er sein Vorhaben nochmals gründlich überdenken.

Mindestens zehn Tage – inklusive Entlastungs- und Aufbautagen – sollten Sie sich für das Heilfasten freihalten.

Planung der Fastenwoche zu Hause

- Nehmen Sie für diese Zeit keine Einladungen an, die mit der Verpflichtung zum Essen verbunden sind.
- Vermeiden Sie stressige Arbeiten.
- Treffen Sie generell wenige Verabredungen, dies gilt insbesondere für die ersten drei Tage.
- Planen Sie genügend Stunden pro Tag ein, an denen Sie sich zurückziehen können.
- Erledigen Sie alle wichtigen organisatorischen Dinge vorher, z. B. auch das Einkaufen der für die Fastentage notwendigen Dinge wie Tees etc.
- Überlegen Sie sich in Ruhe, wie Sie die „geschenkte" Zeit gestalten möchte.

EINSTIMMEN ...

Vor den Heilfastentagen muss Ruhe einkehren. Wer nervlich gestresst oder extrem belastet ist, wird erfahrungsgemäß innerlich nicht ausreichend präpariert und stabil sein, um diese Tage durchzustehen. Voraussichtlich wird das Fasten für ihn eher zur Be- als zur Entlastung.

Nur wer das Heilfasten als Chance sieht, als eine wertvolle Zeit der Erneuerung, wird von diesen Tagen optimal profitieren.

Wenn Sie sich unsicher fühlen, vielleicht sogar Fastenneuling sind, holen Sie sich Rat bei Menschen, die bereits größere Erfahrung mit dem Heilfasten haben.
Ganz wichtig ist es auch, sich im Vorfeld zu überlegen, wo Schwierigkeiten auftauchen könnten. Vielleicht beim Verzicht auf Genussmittel, beim Abschalten des Fernsehers, bei problembehafteten Gedanken, die Sie bedrücken könnten. Jeder hat seine indivi-

duellen Schwachstellen. Und die meisten kennen sie. Wer sich darauf vorbereitet, dass Belastendes zutage treten kann, wird diese Hürden eher meistern.

... UND AUSKLINGEN LASSEN

Neben der Einstimmung ist auch wichtig, die Fastentage bewusst ausklingen zu lassen. Planen Sie unbedingt Zeit für das Zurückkommen ins Alltagsleben ein. Wer sich nach den eigentlichen Heilfastentagen gleich wieder in den Trubel stürzt, schweres Essen zu sich nimmt und einen Termin nach dem anderen absolviert, dem kann es übel ergehen. Körper, Geist und Seele sind auf diese Belastungen nicht mehr eingestellt.
Auch hier ist das Motto: Hören Sie auf die Signale Ihres Körpers!

Spätestens am Entlastungstag gilt es, Abstand zu nehmen von der Hektik des Alltags, um zur Ruhe zu kommen:

- Nehmen Sie sich bereits vor Beginn der eigentlichen Heilfastenphase einen Tag frei, um innerlich zur Ruhe zu kommen.
- Halten Sie sich vor und an den Entlastungstagen viel an der frischen Luft auf, machen Sie beispielsweise ausgedehnte Spaziergänge oder fahren Sie Fahrrad.
- Gönnen Sie Ihrem Körper etwas Gutes – zum Beispiel Sauna, Massage, Schwimmbad.
- Hören Sie kontemplative Musik.
- Meditieren Sie.
- Schaffen Sie sich ein Ambiente, in dem Sie sich wohlfühlen.

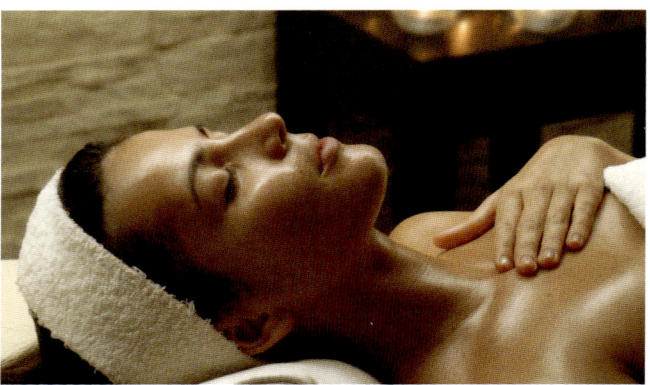

Nach und nach wird die innere Unruhe verschwinden, Sie müssen nur geduldig mit sich sein.

„Mein Sohn, arbeite täglich nur so viel, als dein Körper, wenn du liegst, Raum einnimmt, und so wird deine Arbeit allmählich voranschreiten, und du wirst dabei nicht verzagt sein." (Apophthegma = Ausspruch der Wüstenväter aus dem 4. Jh. n. Chr.)

ÄUSSERE VORBEREITUNG

DAS BRAUCHEN SIE WÄHREND DER HEILFASTENTAGE

Bekleidung

- Bequeme und wärmende Kleidung, in der man sich gut bewegen und die man nach dem „Zwiebelprinzip" aufstocken oder abbauen kann
- Für leicht frierende Menschen: ein Nierenwärmer
- Dicke Socken – auch für die Nacht
- Festes Schuhwerk
- Sportkleidung, bspw. fürs Laufen oder Walken, ggf. auch Badebekleidung
- Genügend Unterwäsche

Sonstige Utensilien

- Warme Decke
- Isomatte
- Wärmflasche
- Mehrere kleine und ein großes Handtuch für die Leberwickel
- Thermoskanne
- Wer mag: Duftlampe mit einer Auswahl beruhigender Öle, z.B. Rose, Lavendel, Melisse, Sandelholz

Für die Körperpflege

- Massagehandschuh
- Trockenbürste
- Eine größere Anzahl an Handtüchern
- Geruchsarmes Körperöl, am besten Babyöl, da Gerüche während des Fastens stärker wahrgenommen werden
- Obstessig zum Waschen und Abreiben – verringert den während der Fastentage intensiveren Körpergeruch
- Keine Schminke und Puder – sie verstopfen die Poren

„Geistige Nahrung"

- Aufbauende und kontemplative Lektüre
- Entspannungsmusik
- Ein Heft als Fastentagebuch, in das Sie Ihre Gedanken und Empfindungen notieren

Zum Abführen (aus Apotheke oder Reformhaus)

- Sauerkrautsaft oder
- Pflaumensaft oder
- 100 g Glaubersalz oder
- Dose F.X.-Passage oder
- Klistier

DAS KLOSTER –
IDEALER FASTENORT

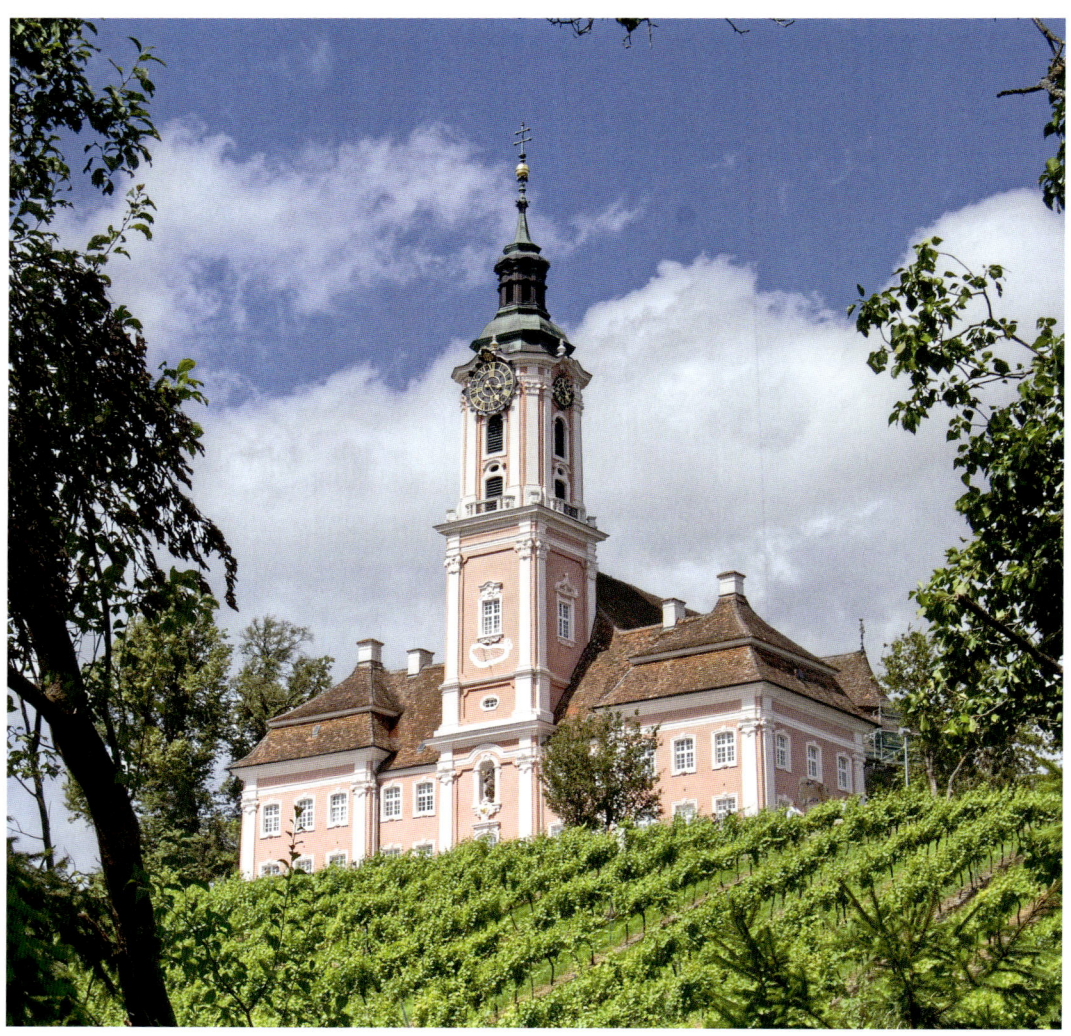

Bereits in vorchristlicher Zeit zogen sich die Menschen zum Fasten zurück in die Wüste. Dieser Ort galt als idealer Platz, um sich von menschlichen Lastern zu befreien und damit auch zu sich selbst zu finden.

„Wer in der Einsamkeit der Wüste lebt, wird drei Kämpfen entrissen: Dem Hören, dem Reden, dem Sehen. Der einzige Kampf, der bleibt, ist der Kampf mit sich selbst", beschrieb es Abbas (= Altvater) Antonius bereits im 3. vorchristlichen Jahrhundert. Die moderne Wüste ist demnach – im übertragenen Sinne – ein Ort, der Sie nicht von Ihrem Fastenziel ablenkt.

Der Fastenort entscheidet wesentlich mit über den Erfolg Ihrer Heilfastentage.

Wenn es Ihnen vorwiegend auf körperliche Entschlackung ankommt, ist die Bewegung ein wichtiger Faktor. In diesem Fall sollten Sie auch einmal die Angebote an Fastenwanderungen unter die Lupe nehmen. Es gibt zahlreiche Möglichkeiten, an einem attraktiven Ort mit Gleichgesinnten zu wandern und zu fasten.

Einige Pfarrgemeinden bieten Fastenwanderungen auch vom heimischen Standort aus an. Man trifft sich während der Fastenwoche regelmäßig zu Wandertouren oder auch anderen sportlichen Aktivitäten. Dabei kommt aber auch die spirituelle Betreuung nicht zu kurz.

FASTEN IN VERTRAUTER UMGEBUNG?

Wer zu Hause alleine fastet, sollte an den Heilfastentagen grundsätzlich ausreichend Zeit für körperliche Bewegung reservieren. Wie Sie diese Stunden gestalten, hängt von Ihren persönlichen Vorlieben ab. Manch einer arbeitet gerne im Garten, der andere geht zum Joggen oder wandert in den Bergen. Wichtig ist, dass Sie sich viel an der frischen Luft bewegen und genügend „Grünkraft" (= Viriditas) tanken, wie es die hl. Hildegard bezeichnete: „Kein Baum grünt ohne Viriditas, kein Stein entbehrt die grünende Feuchtigkeit, kein Geschöpf ist ohne diese Eigenschaft, die lebendige Ewigkeit selber ist nicht ohne diese Kraft zum Grünen."

Fastenwillige, die sich hauptsächlich von seelischem Ballast befreien möchten, sollten Abstand von der gewohnten Umgebung nehmen. In diesem Fall sollten Sie einmal die Angebote von Fastenkliniken prüfen, die auch psychotherapeutische Betreuung anbieten.

Wenn Sie hauptsächlich aus spirituellen Motiven fasten möchten, ist ein Klosteraufenthalt, bei dem Meditation und Kontemplation einen wichtigen Stellenwert einnehmen, ideal.
Ihr Fastenziel sollten Sie vor Beginn der Heilfastentage schriftlich fixieren und nach Möglichkeit auch einer Vertrauensperson mitteilen. So fühlen Sie sich stärker verpflichtet und verlieren erfahrungsgemäß das Fastenziel nicht so schnell aus den Augen.

Schon die mittelalterlichen Mönche erkannten, wie wichtig eine solche „Öffentlichmachung" ist, und unterbreiteten ihre Fastenziele dem Abt: „Was aber der einzelne als Opfer bringen will, unterbreite er seinem Abt. Es geschehe mit seinem Gebet und seiner Einwilligung..." (aus: Die Regel des hl. Benedikt, Kap. 49, 8)

Was einen idealen Fastenort ausmacht:

- Ort der Geborgenheit: Dies ist besonders wichtig, da durch den Entschlackungsprozess körperliche und seelische „Schutzpanzer" angekratzt oder sogar aufgebrochen werden können.

- Ort der Selbstfindung.

- Ort der Ruhe: Es sollte eine Atmosphäre herrschen, in der Sie nicht abgelenkt und gestört werden, beispielsweise durch Lärm, Hektik oder Aktivitäten.

- Ort der Begegnung: Angenehme Gesellschaft trägt zum Erfolg der Heilfastenkur bei.

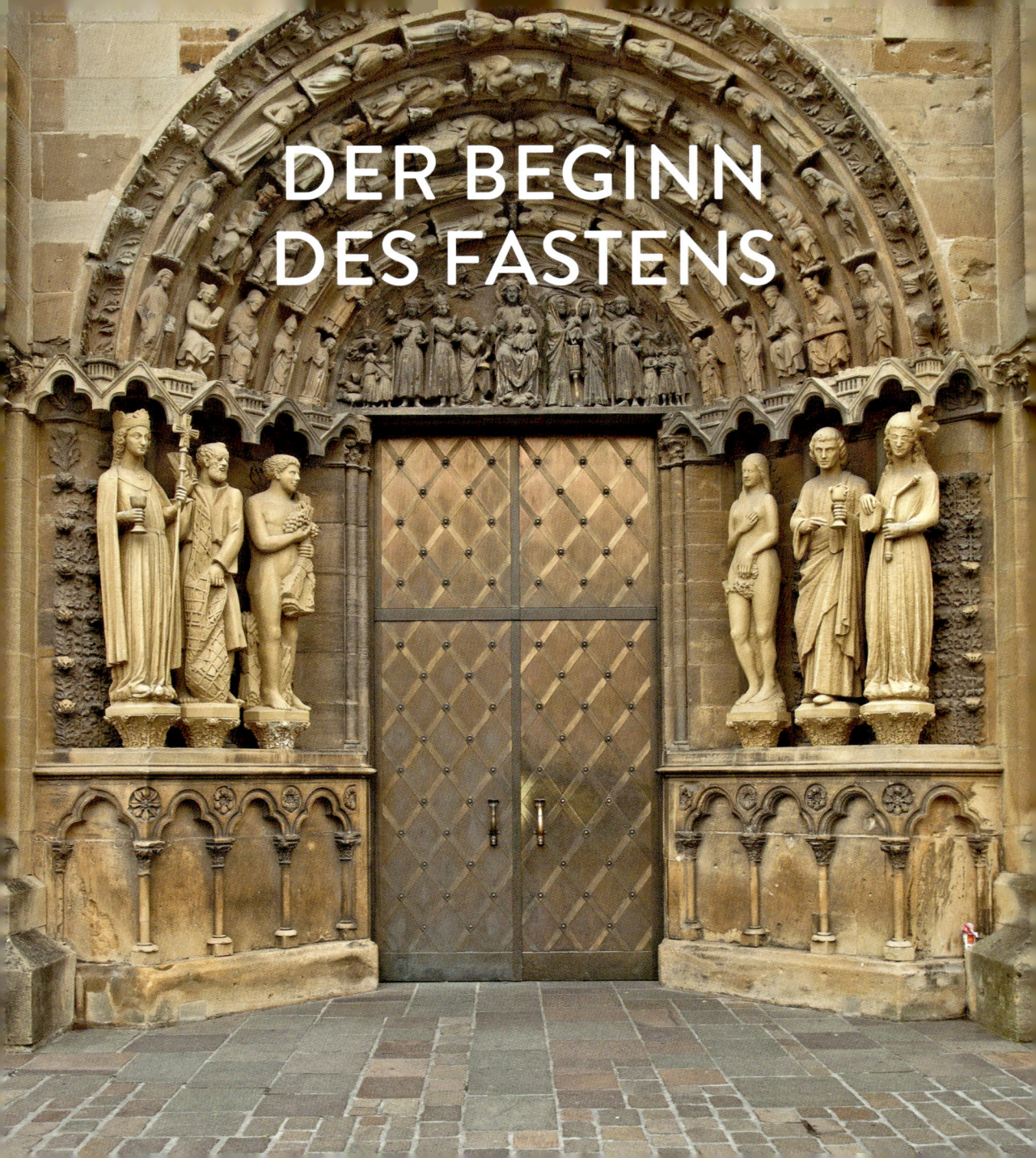

DER BEGINN DES FASTENS

ESSVERHALTEN VOR DEN HEILFASTENTAGEN

Heilfasten beginnt mit einem sanften Start. Das bedeutet, nicht mit der Tür ins Haus zu fallen und von heute auf morgen von reichhaltigem, fettem Essen auf Gemüsebrühe umzustellen.

Wer den Fehler macht und sich im Hinblick auf die zu erwartende Nahrungsreduktion vorher noch einmal so richtig den Bauch voll schlägt, wird große Probleme mit der Nahrungsumstellung haben.

Vielmehr sollte man sich mental und ernährungstechnisch auf diese Zeit einstellen und bereits etwa vier Tage vor Beginn der Heilfastenkur kein schweres Essen mehr zu sich nehmen. Das bedeutet, die Vorräte in Kühlschrank und Küche rechtzeitig abzubauen, denn wenn Sie zu Hause fasten, stellt eine gefüllte Speisekammer eine große Versuchung dar.

SCHRITT FÜR SCHRITT VERZICHTEN

Spätestens zwei Tage vor Beginn der Heilfastenkur sollten Sie auf Genussmittel wie Nikotin, Koffein, Alkohol und Süßigkeiten sowie auf Fleisch verzichten.

Für starke Raucher wird es wohl kaum möglich sein, während dieser Tage das Rauchen ganz einzustellen. Sie sollten sich aber beim Rauchen genau beobachten. Das könnte beispielsweise bedeuten, jedes Hinführen der Zigarette zum Mund und jeden Zug ganz genau wahrzunehmen oder die Zigarette vielleicht einmal nicht zu Ende zu rauchen. Durch diese Methode wird der Zigarettenkonsum ganz automatisch reduziert. Die Erfahrung zeigt, dass viele Raucher das Nikotin während der Heilfastentage ohnehin nicht mehr vertragen und somit von selbst auf Zigaretten verzichten.

Was für den Zigarettenkonsum gilt, gilt für das Essen in den Tagen vor dem Heilfasten ganz besonders: Nehmen Sie die Nahrung ganz in Ruhe zu sich und bewusst wahr. Jeder Bissen sollte so lange gekaut werden, bis im Mund ein flüssiger Brei entstanden ist. Die grobe Faustregel besagt: 30-mal kauen. Achten Sie dabei genau auf den Geschmack der Speisen.

Wer regelmäßig Medikamente zu sich nimmt, sollte vor Beginn der Heilfastenkur mit seinem Arzt absprechen, wie die Einnahme während der Fastentage zu erfolgen hat. Durch die Nahrungsreduktion kann die Wirkung der Arzneimittel – zum Beispiel gegen Bluthochdruck oder Diabetes – intensiver sein. Es treten dadurch möglicherweise Probleme auf.

„Die Mahlzeiten, die du einnimmst, sollten von einer gewissen Kultur begleitet sein – auch dann, wenn du dich allein zu Tisch setzt. Nimm dir zum Essen genügend Zeit und danke dem Geber alles Guten", schrieb Augustinus (354–430), auf dessen Regeln sich die Augustinerorden beziehen, in seinen Ausführungen zum Fasten.

DER ENTLASTUNGSTAG VOR DEM FASTEN

Spätestens einen Tag vor Beginn der Heilfastenkur muss die Ernährung umgestellt werden. Es ist wichtig, den Darm zu entlasten, und nur noch entschlackende Kost zu sich zu nehmen. Der Entlastungstag vor der Kur hat bereits deutlich entwässernde Wirkung. Sie haben dabei mehrere Möglichkeiten, diesen Tag zu gestalten.

OBSTTAG

Ein Obsttag hat den Vorteil, dass die letzten verbleibenden Speisereste im Darm Obstreste sind (Zellulose), bevor Sie mit dem eigentlichen Fasten beginnen. Diese gären nicht so leicht wie Getreide (Glucose) oder faulen nicht wie Fleisch (tierisches Eiweiß). Gärende oder faulende Darmrückstände können Kopfschmerzen, Blähungen und Durchfälle verursachen.

- Essen Sie viermal am Tag ausschließlich Obst – morgens nach dem Aufstehen, zur Frühstückszeit, mittags und am Abend. Insgesamt sollten es etwa 1,5 kg sein.

- Geeignet sind alle Obstsorten, die die Darmtätigkeit anregen, zum Beispiel ungeschälte Äpfel, Pflaumen, Orangen, Pfirsiche, Aprikosen. Im Winter auch Trockenobst wie Feigen, Backpflaumen, Aprikosen, Datteln.

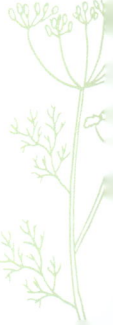

- Nicht geeignet sind Obstsorten, die Verstopfung hervorrufen können, beispielsweise Bananen.
- Das Obst muss gründlich und ganz bewusst gekaut werden.
- Trinken Sie über den Tag verteilt mindestens zwei Liter ungezuckerten Kräutertee sowie zusätzlich 1–2 Liter Wasser in Zimmertemperatur, das mit dem Saft einer halben Zitrone oder kleinen Stückchen einer Ingwerwurzel angereichert werden kann.

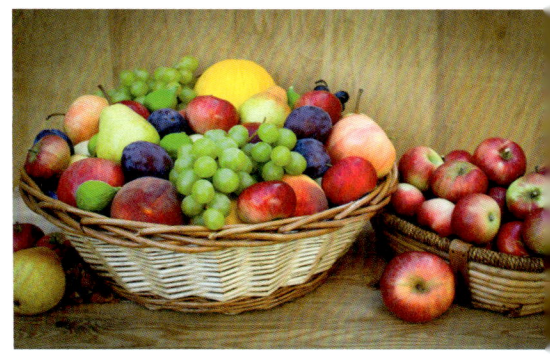

REISTAG

Auch ein Reistag eignet sich sehr gut zur Entlastung vor den Heilfastentagen.

- Essen Sie dreimal am Tag – morgens, mittags und abends – je 50 g gekochten Reis, bevorzugt Vollkornreis. Salzen Sie ihn nicht, denn ungesalzener Reis entzieht dem Körper Salz, dadurch wird Wasser freigesetzt, das ausgeschieden wird. Ein erster Schritt zum Entschlacken.

- Morgens und abends können Sie den Reis mit gedünsteten Äpfeln oder Apfelmus – beides ungesüßt – anreichern. Mittags haben Sie die Möglichkeit, gedünstetes Gemüse oder enthäutete und gekochte Tomaten unter den Reis zu mischen.

- Trinken Sie auch am Reistag über den Tag verteilt mindestens zwei Liter ungesüßten Kräutertee und 1–2 Liter Wasser in Zimmertemperatur.

ROHKOSTTAG

Die dritte Möglichkeit, einen Entlastungstag vor der eigentlichen Heilfastenkur durchzuführen, bietet der Rohkosttag.

- Essen Sie zum Frühstück gemischtes Obst wie beim Obsttag oder ein Bircher Müsli.

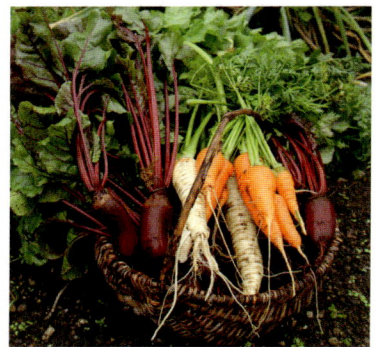

- Alternativ können Sie sich auch ein Müsli nach eigenem Gusto zubereiten.
- Mittags und abends gibt es dann eine Rohkostplatte: Blattsalate kombiniert mit geraspelten Möhren, Kohlrabi, Rettich oder sonstigem Wurzelgemüse und etwas rohem Sauerkraut.

- Alternativ können Sie am Abend auch eine Gemüsebrühe zu sich nehmen.

- Beim Trinken gilt das Gleiche wie beim Obst- oder Reistag.

DINKELTAG

Auch ein Tag, an dem Sie nur Dinkelkost zu sich nehmen, dient der Entlastung. Das Dinkelfasten geht auf die hl. Hildegard zurück. Die Speisenfolge eines Entlastungstags kann dabei so aussehen (Rezepte siehe S. 103):

- zum Frühstück ein Dinkelkörnermus,

- mittags Kürbisküchlein und

- am Abend eine Mangoldsuppe.

- Trinken wie bei den anderen Entlastungstagen.

AUCH INNERLICH „ENTSCHLACKEN"

Der Entlastungstag soll auch der inneren Vorbereitung auf die eigentlichen Fastentage dienen. Natürlich können Sie auch mit mehreren Entlastungstagen starten. Je länger Sie sich auf die Fastentage vorbereiten, desto besser. Reservieren Sie sich etwa dreimal am Tag jeweils mindestens zehn Minuten Ruhezeit, in der Sie beispielsweise meditieren, etwas Entspannendes lesen oder kontemplative Musik bewusst hören können.

Am Morgen hilft Ihnen diese Phase, nicht einfach in den Tag „hineinzufallen", sondern sich zu überlegen, wie Sie ihn bewusst gestalten möchten.

Mittags ist „Halbzeit" – ein guter Grund, um eine Pause einzulegen. Vor dem Einschlafen ist es dann wichtig, einen „Schlussstrich" unter den Tag zu ziehen, damit Sie unbelastet zu Bett gehen können. Damit Sie diese Pausen nicht einfach übergehen, können Sie sich durch akustische Signale selbst daran erinnern, zum Beispiel durch einen Wecker. Eine Erinnerungsstütze für die Klosterleute ist das Glockenläuten.

Am Entlastungstag sollten Sie sich auch reichlich an der frischen Luft bewegen. Ein Spaziergang am Abend von einer Stunde beispielsweise bietet einen schönen Tagesabschluss und ist gleichzeitig eine gute Vorbereitung auf die Nachtruhe.

Wenn Sie ein Fastentagebuch schreiben möchten, sollten Sie bereits am Entlastungstag damit beginnen, denn dies ist der Einstieg in die Heilfastenzeit und ein Tag, an dem bereits alles anders läuft als sonst. Es lohnt sich, dies schriftlich festzuhalten.

Das Fastentagebuch bietet die Chance, etwas schriftlich „niederzulegen" und so den Kopf frei zu bekommen von möglicherweise belastenden Gedanken.

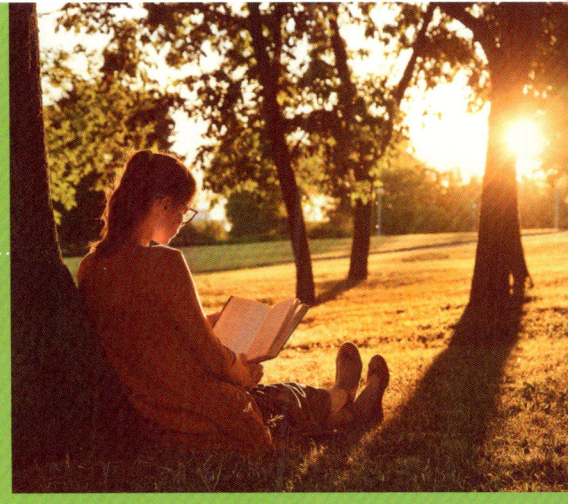

Anregungen für Themen des Fastentagebuchs:

- Wie fühle ich mich heute?
- Was denke ich?
- Wie ist es mir heute ergangen?
- Was lief nicht so gut?
- Was war positiv?

Schließen Sie mit einem positiven Gedanken ab, so werden Sie mit einem Lächeln schlafen gehen.

DIE DARMREINIGUNG

Der erste Fastentag beginnt mit der Darmreinigung. Während der nächsten zwei Tage der Heilfastenkur sollte dieser Vorgang täglich mit Klistier wiederholt werden. In der Regel kann man danach darauf verzichten. Wenn Sie aber das Gefühl haben, dass Sie Ihren Darm noch weiter entlasten müssen, können Sie das Klistier noch in den beiden Folgetagen anwenden. Bitte sprechen Sie sich aber mit Ihrem Arzt und Ihrem Fastenbegleiter ab, bevor Sie zu dieser Maßnahme greifen.

Zwar nimmt man während der Heilfastenphase keine feste Nahrung mehr zu sich, aber in den Fasern der Darmwand (=Zotten) sitzt noch der Brei von alten Speiseresten, und es lösen sich abgestorbene Zellen der Darmschleimhaut, die ausgeschieden werden müssen.

Giftstoffe sind im Körper an Fett und Eiweiß im Bindegewebe gebunden. Sie werden während des Heilfastens abgebaut. Die Bindung löst sich, und die Giftstoffe werden durch Darm, Niere und Haut ausgeschieden.

> Vor der ersten Heilfastenkur sollte man sich beim Arzt oder in der Apotheke beraten lassen, welche Form der Darmreinigung für den eigenen Typ anzuraten ist.
> Wer eine Version nicht gut verträgt, muss ein wenig testen, welche Methode ihm am besten bekommt.

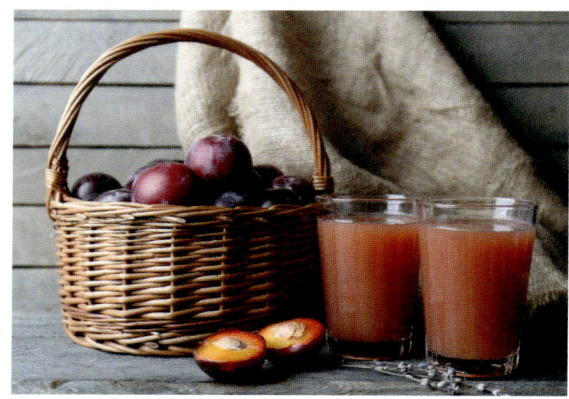

F.X.PASSAGE

Diese Form der Darmreinigung ist für Menschen mit normaler Verdauung geeignet. Zwei bis drei Teelöffel mit ein wenig heißem Wasser aufgießen und umrühren (schäumt!). Anschließend lauwarmes Wasser dazugeben, bis Sie insgesamt ¼ Liter Flüssigkeit haben. Möglichst zügig austrinken.

Zur Geschmacksverbesserung können Sie vor und nach dem Trinken jeweils eine Scheibe Zitrone auslutschen oder Tee zu sich nehmen. Nach etwa ein bis drei Stunden erfolgen normalerweise mehrere durchfallartige Entleerungen.

Sie können die Darmreinigung mit F.X.Passage jeden zweiten Tag wiederholen oder alternativ nach der ersten Darmentleerung alle zwei Tage Sauerkraut- oder Pflaumensaft zu sich nehmen.

Bei Reizungen am After durch häufigeren Stuhlgang hilft das Auftragen von ein wenig Johanniskrautöl.

GLAUBERSALZ

Das in der Apotheke erhältliche Glaubersalz ist vor allem für Menschen empfehlenswert, die unter häufiger Verstopfung leiden. Personen mit normalem Gewicht geben 30 g Glaubersalz auf ½ Liter warmes Wasser. Um dem Ganzen einen etwas besseren Geschmack zu verleihen, kann man frischen Zitronensaft zugeben. Wenn Sie zu Verstopfung neigen, verrühren Sie 40 g Glaubersalz in ¾ Liter warmem Wasser. Personen mit häufigem Durchfall nehmen nur 20 g Glaubersalz. Langsam eingießen, da das Salz schäumt. Die Flüssigkeit muss Schluck für Schluck möglichst zügig getrunken werden.

EINLAUF

Wenn Sie das Trinken von mit Glaubersalz versetztem Wasser große Überwindung kostet, sollten Sie darauf verzichten und den Einlauf ausprobieren. In der Apotheke gibt es fertige Einläufe (Klistiere) zu kaufen. Sie müssen nur das Schlauchende mit dem Einführstutzen leicht mit Vaseline bestreichen und dann so weit wie möglich in den After einführen. Am günstigsten ist es, wenn Sie sich dabei auf den Rücken legen, die

Beine spreizen und hoch lagern. Der Klistierbeutel kann zum Beispiel an einer Türklinke befestigt werden, damit die Flüssigkeit ohne Probleme einlaufen kann. Eventuell den Beutel etwas drücken, damit er sich besser entleert.

EINLAUF MIT DEM IRRIGATOR

Sie können sich auch einen Klistierbehälter, den sogenannten Irrigator, mit dazugehörigem Schlauch und Einführstutzen in der Apotheke besorgen.

Das Irrigatorgefäß wird mit 1 Liter Flüssigkeit gefüllt, die nicht wärmer als die Körpertemperatur sein sollte. Man kann dafür entweder nur reines Wasser verwenden oder auch mit Kräutersud versetztes Wasser.

Dafür vorher beispielsweise drei Teelöffel Ringelblumen- oder Kamillenblüten mit einer Tasse heißem Wasser übergießen und zehn Minuten ziehen lassen.

Führen Sie vor der Anwendung einen Probelauf mit reinem Wasser in die Toilette, bis sich keine Luftblasen mehr im Schlauch befinden. Klemmen Sie den Schlauch danach mit einer Metallklammer ab, und füllen Sie ihn mit dem für die Entleerung vorgesehenen Wasser. Hängen Sie nun das Irrigatorgefäß an eine Türklinke, fetten Sie den Schlauchstutzen mit Vaseline oder Johanniskrautöl ein und führen Sie dann den Schlauch so weit wie möglich in den After ein. Zum Schluss lösen Sie die Schlauchklammer. Atmen Sie ruhig und lassen Sie das Wasser kontinuierlich einlaufen. Nach wenigen Minuten werden Sie Stuhldrang verspüren.

Für viele Fastende ist der Einlauf mittels Irrigator die schonendste und ergiebigste Art der Darmreinigung.

Wer die Darmreinigung noch effektiver durchführen möchte, kann Einlauf und das Trinken der Flüssigkeit mit F.X.Passage kombinieren. So erfolgt quasi eine Reinigung von „oben" und „unten".

SAUERKRAUT- ODER PFLAUMENSAFT

Das Trinken von Sauerkraut- oder Pflaumensaft ist für die Darmreinigung während der Fastentage empfehlenswert, nicht für den Start. Ein Glas, das heißt 0,2 Liter Sauerkraut- oder Pflaumensaft – alternativ auch Buttermilch oder Molke in gleicher Menge –, wird in diesem Fall die Darmentleerung fördern. Sie können den Vorgang alle zwei Tage wiederholen.

Sie sollten die Darmreinigung möglichst am Morgen durchführen. Da man im Anschluss daran manchmal über eine längere Zeitphase die Toilette aufsuchen muss, ist es am besten, danach einige Stunden zu Hause zu bleiben. Daher ist es auch nicht ratsam, die Darmreinigung am Abend durchzuführen. Der plötzliche Verdauungs- drang könnte einen die Bettruhe kosten.

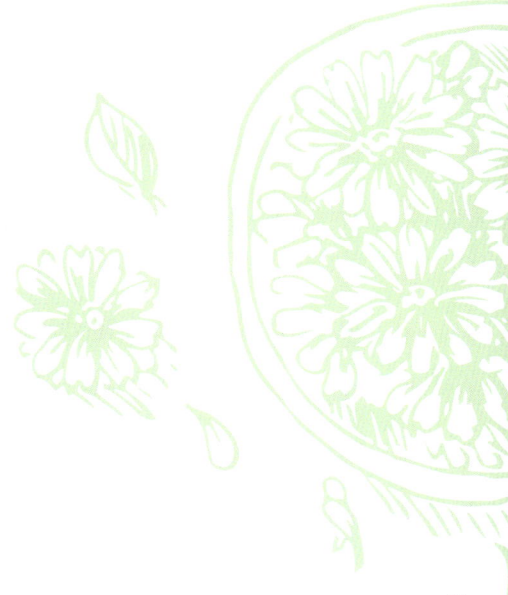

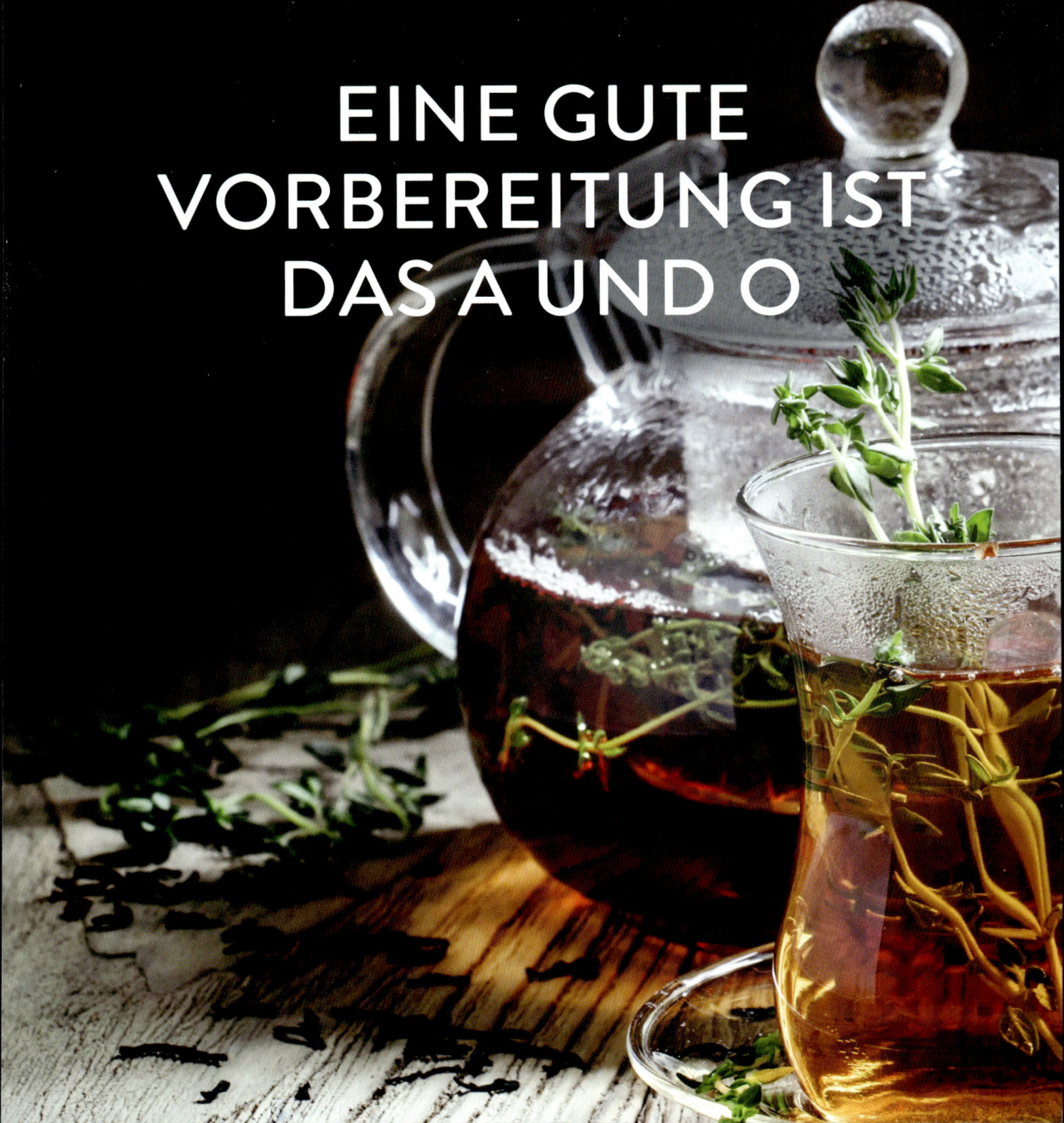

EINE GUTE
VORBEREITUNG IST
DAS A UND O

DIE FASTENWOCHE

Die eigentliche Heilfastenwoche sollte aus mindestens sechs Tagen bestehen, an denen Sie keine feste Nahrung zu sich nehmen.

Mindestens drei Liter Flüssigkeit täglich in Form von Brühen, Tee und Wasser sind während der Heilfastenzeit notwendig.

Es ist wichtig, den Ablauf dieser Tage vorher zu planen, den Tag zu strukturieren und gewisse Fixpunkte über den Tag zu verteilen. Dies sind zum einen die Mahlzeiten, die immer zur gleichen Zeit eingenommen werden sollten. Zum anderen sollte ein Wechsel zwischen Ruhephasen, Bewegungsphasen und Zeiten, in denen Sie Ihre Sinne schärfen, stattfinden. Diese Zeiten sind in den Tabellen auf den folgenden Seiten unter der Rubrik „Mit allen Sinnen – Riechen, Hören, Sehen" aufgeführt.

Während der Heilfastentage sind die Sinne sehr viel sensibler als in der übrigen Zeit des Jahres. Man riecht intensiver, schmeckt differenzierter, hört genauer. Dies sind ungewohnte, aber sehr bereichernde Erfahrungen. Die Heilfastentage geben Ihnen die Möglichkeit, diese positiven Impulse auszukosten.

Die Tagesstrukturen auf den Folgeseiten verstehen sich als Vorschläge. Grundsätzlich muss jeder selbst herausfinden, welcher Rhythmus ihm am besten entspricht. Schade wäre es nur, wenn Sie in den Tag hinein lebten und die Chancen nicht nutzten, die Ihnen die geschenkte Zeit und die neu gewonnene Energie bieten.

Die Rezepte zu den vorgeschlagenen Brühen, Tees und Anwendungen finden Sie auf den Seiten 105 ff.

„Nur eine gesunde Seele kann in einem gesunden Körper ihre Arbeit verrichten."
(Hildegard von Bingen)

Eine gute Vorbereitung ist das A und O

1. FASTENTAG	Für den Körper: Nahrung	Für den Körper: Innere Reinigung	Für den Körper: Äußere Reinigung
Nach dem Aufwachen	1 Tasse Apfeltee (ca. 2 Min. ziehen lassen)	Darmreinigung, danach ruhen mit Wärmflasche	Warme Dusche, kalt abschliessen, Wasserstrahl von den Extremitäten in Richtung Herz
Zur Frühstückszeit	2 Tassen Rooibuschtee		
Am Vormittag	Lauwarmes Wasser (evtl. mit dem Saft ½ Zitrone)		
Mittags	Gemüsebrühe mit klein-gehackter Petersilie		
Nach dem Mittagstisch	Lauwarmes Wasser (evtl. mit dem Saft ½ Zitrone)		
Teezeit	2 Tassen Früchtetee, z.B. Hagebutten		
Abendtisch	Gemüsebrühe		
Vor dem Zubettgehen	2 Tassen Passions-blumen- oder Malventee	Warmes Fußbad (evtl. mit etwas Totem-Meer-Salz)	

Für Körper und Geist: Ruhe und Bewegung	Für den Geist: Lektüre aus dem Erfahrungsschatz der Klosterleute	Für die Seele: Entspannung, Meditation	Mit allen Sinnen: Riechen, Hören, Sehen
Dehn- und Streckübungen im Bett			
			Kontemplative Musik (auch Klassik)
Mindestens ½ Stunde spazieren oder Streckübungen bei offenem Fenster (wichtig ist jetzt frische Luft)	Aus der Bibel, z.B.: Gottes Bund mit Abraham (AT, Genesis 15, 1-21)	15 Min. Meditation mit Atemübungen	
			Kontemplative Musik
Mittagsschlaf mit Leberwickel; danach dehnen und strecken			
		15 Min. Meditation	Aromatherapie , z.B. mit Sandelholzöl
			Kontemplative Musik
½ Stunde Spaziergang bei jeder Witterung	Fastentagebuch schreiben: • Was nehme ich mit? • Habe ich ein Stück von mir selbst gefunden? • Mehr innere Ruhe?		

2. FASTENTAG	Für den Körper: Nahrung	Für den Körper: Innere Reinigung	Für den Körper: Äußere Reinigung
Nach dem Aufwachen	1 Tasse Weißdorntee	Urinfarbe nicht heller als sonst: dann mehr trinken	Gesicht kalt abwaschen und kräftig frottieren
Zur Frühstückszeit	1 Glas Sauerkrautsaft		Bürstenmassage nach der Meditation
Am Vormittag	Lauwarmes Wasser (evtl. mit Schnipseln der Ingwerwurzel angereichert)		
Mittags	Klare Dinkelbrühe		
Nach dem Mittagstisch	Lauwarmes Wasser (evtl. mit Schnipseln der Ingwerwurzel)		
Teezeit	2 Tassen Holunderblütentee		
Abendtisch	Gemüsebrühe		
Vor dem Zubettgehen	2 Tassen Zitronen- melissentee		Warmes Fußbad

Für Körper und Geist: Ruhe und Bewegung	Für den Geist: Lektüre aus dem Erfahrungsschatz der Klosterleute	Für die Seele: Entspannung, Meditation	Mit allen Sinnen: Riechen, Hören, Sehen
Dehnübungen im Bett, danach Tau- oder Rasentreten			
Nach Bürstenmassage ruhen			Kontemplative Musik
	Aus der Bibel: Der Auszug aus Ägypten, Auf dem Weg zum Sinai (AT, Das Buch Exodus 15, 22-17, 16)	15 Min. Meditation	Z. B.: Farben zur Hand nehmen und etwas malen
			Kontemplative Musik
Mittagsschlaf mit Leberwickel, danach kleiner Spaziergang – in jedem Fall frische Luft			
	Anselm Grün: Fasten	15 Min. Meditation	Aromatherapie, z. B. mit Rosenöl
			Kontemplative Musik
½ Stunde Spaziergang bei jeder Witterung	Fastentagebuch schreiben: • Was nehme ich mit? • Innehalten? • Maßhalten? • Durchhalten?		

3. FASTENTAG	<u>Für den Körper:</u> Nahrung	<u>Für den Körper:</u> Innere Reinigung	<u>Für den Körper:</u> Äußere Reinigung
Nach dem Aufwachen	1 Tasse Brennesseltee	Darmreinigung	Warme Dusche, kalt abschliessen, danach Körper bürsten und Ölen
Zur Frühstückszeit	2 Tassen Salbeitee		
Am Vormittag	Lauwarmes Wasser (evtl. mit dem Saft ½ Zitrone)		
Mittags	Tomatenbrühe		
Nach dem Mittagstisch	Lauwarmes Wasser (evtl. mit dem Saft ½ Zitrone)		
Teezeit	2 Tassen Hagebuttentee		
Abendtisch	Kürbisbrühe		
Vor dem Zubettgehen	2 Tassen Passionsblumentee		Warmes Armbad

Für Körper und Geist: Ruhe und Bewegung	Für den Geist: Lektüre aus dem Erfahrungsschatz der Klosterleute	Für die Seele: Entspannung, Meditation	Mit allen Sinnen: Riechen, Hören, Sehen
Dehnübungen im Bett, danach Wassertreten in der Badewanne			
Vor dem Duschen Nordic Walking			Kontemplative Musik
Nach dem Frühstück ruhen, anschließend auf dem Rücken liegend Radfahren	Aus der Bibel: Elijas Flucht in die Wüste (Buch der Könige 1, 19)	15 Min. Meditation	Z. B.: Frische Blumen kaufen und die Wohnung damit dekorieren; etwas basteln
			Kontemplative Musik
Mittagsschlaf mit Leberwickel, anschließend Spaziergang von mindestens 1 Stunde bei jeder Witterung			
	Die Regel des hl. Benedikt	15 Min. Meditation	Z. B.: Fotos von den letzten Ferien ansehen
			Kontemplative Musik
½ Stunde spazieren bei jeder Witterung	Fastentagebuch schreiben: • Erleichterung? • Gelassenheit? • Mut zum Loslassen?		

4. FASTENTAG	Für den Körper: Nahrung	Für den Körper: Innere Reinigung	Für den Körper: Äußere Reinigung
Nach dem Aufwachen	1 Tasse Rosmarintee	Spontaner Stuhlgang selten; wenn Urin nicht hell, mehr trinken; unangenehmer Schweiß- und Mundgeruch normal	Dusche mit Arm- und Schenkelgüssen, kalt abschliessen
Zur Frühstückszeit	2 Tassen Brennesseltee		
Am Vormittag	Lauwarmes Wasser (evtl. mit Schnipseln der Ingwerwurzel)		
Mittags	Klare Dinkelsuppe		
Nach dem Mittagstisch	Lauwarmes Wasser (evtl. mit Schnipseln der Ingwerwurzel)		
Teezeit	2 Tassen Holunderblütentee mit 1 Teelöffel Honig		Saunabesuch, den Körper abbürsten und einölen
Abendtisch	Kartoffelbrühe		
Vor dem Zubettgehen	2 Tassen Fastentee		Fußmassage

Für Körper und Geist: Ruhe und Bewegung	Für den Geist: Lektüre aus dem Erfahrungsschatz der Klosterleute	Für die Seele: Entspannung, Meditation	Mit allen Sinnen: Riechen, Hören, Sehen
Dehnübungen im Bett; Tautreten; in jedem Fall an die frische Luft			
			Kontemplative Musik
Die Lebensgeister erwachen: aktiv werden, z.B. Bücherregale ordnen und aussortieren, vielleicht trifft man auf interessante Lektüre	Die Regel des hl. Benedikt	15 Min. Meditation nach der körperlichen Tätigkeit – evtl. Eutonie, d.h. Spannungen im Körper ausgleichen, so dass sich Blockaden und Verspannungen lösen können; alternativ: Yoga	
			Kontemplative Musik
Mittagsruhe mit Leberwickel			
	Die Weisheit der Wüstenmönche	15 Min. Meditation nach der Sauna	
			Kontemplative Musik und Aromatherapie mit Lavendelöl
½ Stunde Spaziergang bei jeder Witterung	Fastentagebuch schreiben: • Viele Anstöße? • Konzentration auf das Wesentliche? • Neue Standpunkte?		

5. FASTENTAG

	Für den Körper: Nahrung	**Für den Körper:** Innere Reinigung	**Für den Körper:** Äußere Reinigung
Nach dem Aufwachen	1 Tasse Brennesseltee	Darmreinigung	
Zur Frühstückszeit	2 Tassen Rooibuschtee		Dusche mit Arm- und Schenkelgüssen, kalt abschliessen, danach bürsten und ölen
Am Vormittag	Lauwarmes Wasser (evtl. mit dem Saft ½ Zitrone)		
Mittags	Kürbisbrühe		
Nach dem Mittagstisch	Lauwarmes Wasser (evtl. mit dem Saft ½ Zitrone)		
Teezeit	2 Tassen Hagebuttentee		Schwimmen gehen nach der Mittagsruhe
Abendtisch	Tomatenbrühe		
Vor dem Zubettgehen	2 Tassen Passionsblumentee		

Für Körper und Geist: Ruhe und Bewegung	Für den Geist: Lektüre aus dem Erfahrungsschatz der Klosterleute	Für die Seele: Entspannung, Meditation	Mit allen Sinnen: Riechen, Hören, Sehen
Dehnübungen im Bett; Wassertreten			
Vor dem Duschen Nordic Walking			Kontemplative Musik
Z. B. im Garten arbeiten: Hecken schneiden, Laub zusammenkehren, buddeln; in jedem Fall Bewegung	Hl. Hildegard, Heilung an Leib und Seele	15 Min. Meditation nach Gartenarbeit	Sich an den Farben des Gartens erfreuen
			Kontemplative Musik
Mittagsruhe mit Leberwickel			
	Hl. Hildegard, Heilung an Leib und Seele	15 Min. Meditation	Musik: Gregorianische Gesänge
½ Stunde Spaziergang bei jeder Witterung	Fastentagebuch schreiben: • Neue Energie? • Mehr Verständnis für meine Umwelt? • Spiritualität?		Aromatherapie, z. B. mit Rosenöl

6. FASTENTAG	Für den Körper: Nahrung	Für den Körper: Innere Reinigung	Für den Körper: Äußere Reinigung
Nach dem Aufwachen	1 Tasse Hagebuttentee	Am letzten Tag nochmals Darmreinigung	
Zur Frühstückszeit	1 Glas Pflaumensaft		Warme Dusche, kalt abschliessen
Am Vormittag	Lauwarmes Wasser (evtl. mit Schnipseln der Ingwerwurzel)		
Mittags	Gemüsebrühe		
Nach dem Mittagstisch	Lauwarmes Wasser (evtl. mit Schnipseln der Ingwerwurzel)		Nach der Mittagsruhe Ausflug oder Wanderung oder Besichtigung in näherer Umgebung
Teezeit	2 Tassen Salbeitee		Entspannungsvollbad nach Ausflug
Abendtisch	Kartoffelbrühe		
Vor dem Zubettgehen	2 Tassen Melissentee		

Für Körper und Geist: Ruhe und Bewegung	Für den Geist: Lektüre aus dem Erfahrungsschatz der Klosterleute	Für die Seele: Entspannung, Meditation	Mit allen Sinnen: Riechen, Hören, Sehen
Dehnübungen im Bett; Fußgymnastik; vor dem Frühstück Nordic Walking			
			Kontemplative Musik
Wohnung entrümpeln und Dinge wegwerfen, die man schon lange nicht mehr braucht	Die Regeln des hl. Augustinus: Kap. Fasten – Der Weg zur Mitte	15 Min. Meditation nach den Aufräumarbeiten	Ein interessantes Wortprogramm im Radio hören oder gute DVD ansehen
			Kontemplative Musik
Mittagsruhe mit Leberwickel			
	Die Regeln des hl. Augustinus	15 Min. Meditation	Z.B.: sich eine Tischdekoration für die Tage nach der Heilfastenkur ausdenken
½ Stunde Spaziergang bei jeder Witterung	Fastentagebuch schreiben: • Neu aufgetankt? • Bewegung gut? • Erfahrungen? • Ziele?		Kontemplative Musik

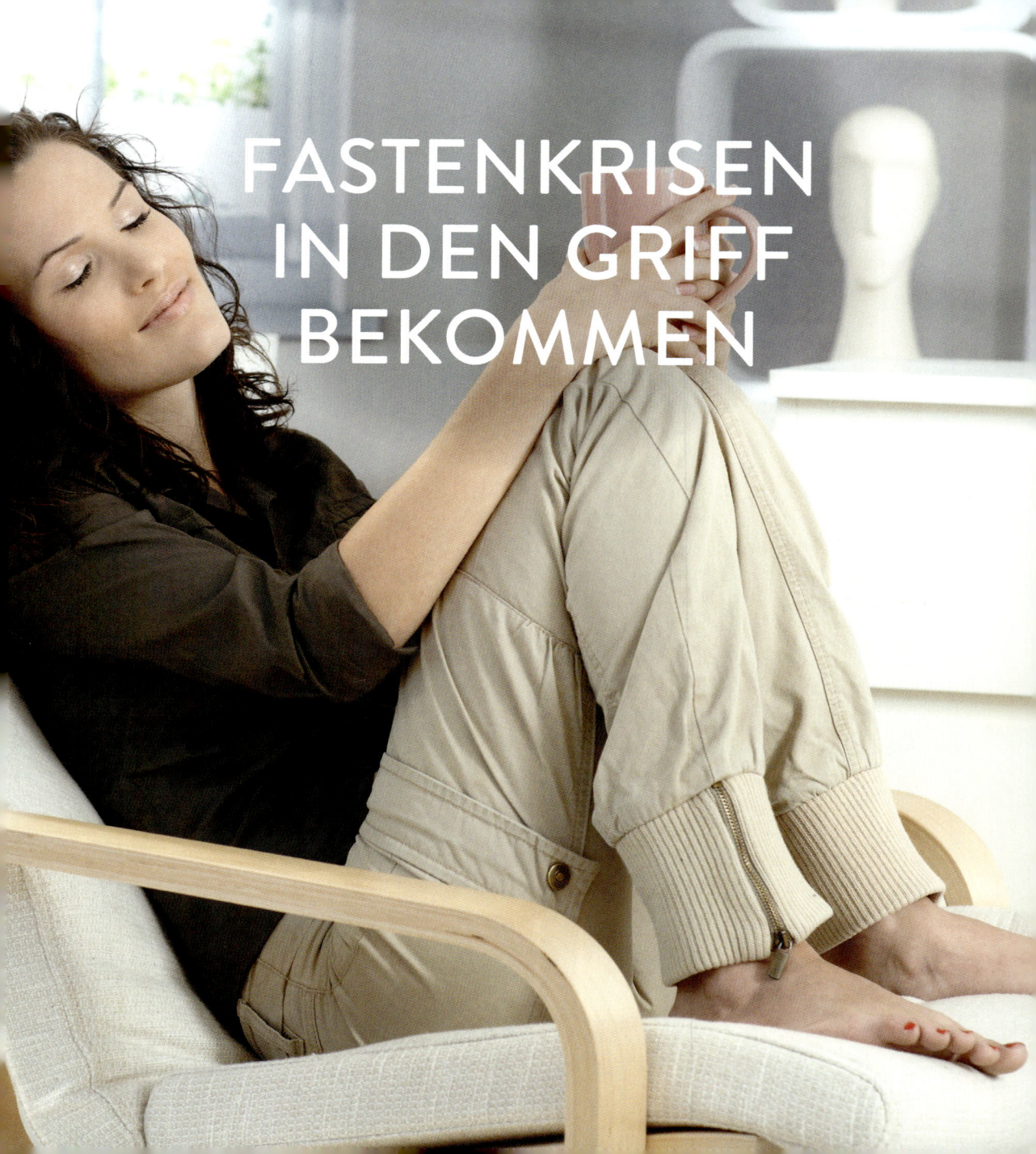

FASTENKRISEN IN DEN GRIFF BEKOMMEN

Wie die Menschen die Fastentage erleben, ist sehr unterschiedlich: Die einen fühlen sich ausgeglichen, aktiv und rundum wohl, andere erleben besonders die ersten beiden Tage der Fastenwoche als Krise und möchten am liebsten abbrechen. All dies ist normal. In der Regel fühlt man sich ab dem dritten Tag besser und spürt allmählich, wie sich neue Energie bemerkbar macht.

WAS GUT TUT UND WAS BELASTET

„Alles aber geschehe … maßvoll," schrieb der hl. Benedikt in seiner Regel (Kap. 48, 9). Immer wieder weist er auf die Ausgewogenheit hin. Nichts im Leben sollte in Extreme verfallen, nichts nur nach einer Seite ausschlagen. Dieses Leitmotiv gilt in ganz besonderer Weise auch für die Fastenwoche. In diesem Sinne ist das Sechs-Tage-Programm zu verstehen. Niemand soll sich in diesen Tagen überlasten, jeder muss austesten, was ihm besonders gut tut, und womit er Schwierigkeiten hat.

Wichtig ist die Ausgewogenheit zwischen Bewegung und Ruhe. Auch wenn Sie in den ersten Tagen der Heilfastenkur ein größeres Schlafbedürfnis haben: lassen Sie die Spaziergänge am Nachmittag und Abend nicht einfach unter den Tisch fallen!

Wichtig ist auch die Ausgewogenheit zwischen geistiger und seelischer Nahrung. Wer Bücher verschlingt, weil der Kopf frei ist und die Zeit dafür zur Verfügung steht, sollte nicht vergessen, zwischendurch zu meditieren. Über die Lektüre nachzudenken beispielsweise oder seiner inneren Befindlichkeit auf den Grund gehen.

Wichtig ist es darüber hinaus, seinem Körper nicht nur innerlich etwas Gutes zu tun, indem man entschlackt, sondern auch äußerliche Reinigung vorzunehmen – in Form von Bürstenmassagen zum Beispiel oder durch Einölen des Körpers.

Die Zeit, die zusätzlich zur Verfügung steht, wenn man sich zeitraubende Lebensmitteleinkäufe und aufwändige Kocherei spart, kann man gewinnbringend für sich selbst einsetzen.

Die Heilfastentage bieten Zeit und Chance, den eigenen Bedürfnissen und Interessen einmal wirklich auf den Grund zu gehen. Vielleicht entdecken Sie Dinge in Ihrem Jahresprogramm, auf die Sie eigentlich verzichten können oder ungeahnte Talente, die bisher verschüttet waren.

Nutzen Sie die Fastenzeit als Probebühne, um Neues auszutesten!

Sicherlich sind Sie während der Heilfastentage mit eigenen Schwächen konfrontiert worden. Auf der anderen Seite haben Sie aber auch Ihre Stärken wieder einmal vor Augen geführt bekommen. Eine gute Übung ist es, sich diese Pole einmal zu notieren.

Schwächen sehen	Stärken entdecken
• Wann fühle ich mich besonders schwach?	• Was finde ich gut an mir?
• Was bereitet mir Probleme? Z. B.:	• Welche neuen Qualitäten habe ich während dieser Tage an mir entdeckt in Bezug auf:
• mit eigenen Verhaltensweisen	• meine Achtsamkeit mir selbst gegenüber
• mit dem Partner	• meinen Umgang mit anderen
• in der Familie	• den Partner
• im Beruf	• die Familie
• im Umgang mit anderen Menschen	• den Beruf
• in meinem Umfeld	• Freizeitaktivitäten

WENN HUNGER, KOPFSCHMERZEN ODER SCHLECHTE LAUNE KOMMEN

Das Wort „Krise" bedeutet Wendepunkt, den Höhepunkt in einer Entscheidungssituation, die man selbst positiv für sich beeinflussen kann.

Deshalb gilt: Brechen Sie das Fasten nicht ab, wenn Schwierigkeiten auftauchen – es sei denn, es sprechen medizinische Gründe dafür. Denn wer die ersten kleinen Hürden einmal überwunden hat, wird sicherlich langfristig von diesen Tagen profitieren und

kann mit Recht stolz auf sich sein, wenn er
es geschafft hat. Gemäß der Erkenntnis des
hl. Augustinus (350 – 430):
„Du verzichtest auf etwas nicht des Ver-
zichtes wegen, sondern um dich selbst zu
stärken und dunklen zerstörerischen Kräf-
ten besser Widerstand leisten zu können...
Beim Fasten, der Enthaltsamkeit und dem
Verzicht geht es nicht darum, ungesteuertes
und triebhaftes Verhalten abzutöten, sondern zu ordnen und zu kultivieren."

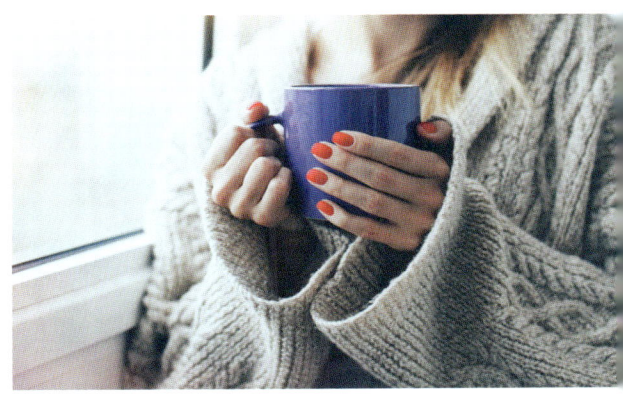

Vor allem in den ersten drei Heilfastentagen, den sogenannten Umschalttagen, können bei manchen Fastenden leichte Befindlichkeitsstörungen auftreten. In der Regel
bekommt man sie einfach in den Griff. Der Körper ist in den ersten Tagen durch die
veränderte Nahrungszufuhr mit Umstellungen beschäftigt. Der Blutdruck sinkt ab,
abgelagerte Gifte aus Fett- und Bindegewebe gelangen in den Kreislauf, und es passiert
das, was bei einem Motor vorkommt, in dem verdrecktes Öl steckt: Er gerät ins Stottern.
Beim Motor schafft ein Ölservice Abhilfe, und auch beim Menschen gibt es Methoden,
um den Organismus wieder in Schwung zu bringen.

VERMINDERTER BLUTDRUCK

Durch die Entwässerung sinkt in den ersten drei Tagen der Blutdruck, und es können
leichte Schwindelgefühle sowie innere Unruhe auftreten. Folgende Maßnahmen wirken
kreislaufstabilisierend:

- Kneippanwendungen wie Fuß- oder Armbäder
- Frische Luft
- Langsame Bewegung, kleine Spaziergänge
- Atemübungen
- Reichliches Trinken, z.B. Rosmarintee
- Hochgelagerte Beine (bei starkem Schwindel)

GLIEDERSCHMERZEN

Manchmal können beim Fasten Gliederschmerzen auftreten, da vermehrt Fettsäure in die Blutbahn gerät. Wenn bei zusätzlicher körperlicher Aktivität noch Milchsäure hinzukommt, entsteht der berühmte „Muskelkater". Folgende Maßnahmen können hier helfen:

- Feuchtwarme Umschläge
- Fußbad mit ansteigender Temperatur
- Vermehrtes Trinken

LEICHTE MÜDIGKEIT

Eine leichte Müdigkeit oder auch das Gefühl, schlapper zu sein als sonst, sind in den ersten Fastentagen normal. Sie entstehen durch die Umstellungen im Gehirnstoffwechsel. Einige Schlucke Fruchtsaft oder ein halber Teelöffel Honig – ausnahmsweise und nicht als Dauereinrichtung während der Fastentage – helfen, die Müdigkeit in den Griff zu bekommen. Unterdrücken Sie sie allerdings auch nicht, sondern geben Sie dem vermehrten Schlafbedürfnis nach. Nach wenigen Tagen, wenn die Lebensgeister wieder erwachen, werden Sie weniger Schlaf benötigen als üblich und können die zusätzlichen Stunden für sich nutzen.

KÄLTEGEFÜHLE

Wenn Sie während der Fastentage leicht frieren, helfen die klassischen Methoden:

- Warme Kleidung nach dem Zwiebelprinzip
- Wärmflasche
- Fußmassage: dabei die Füße in ein warmes Handtuch wickeln und kneten
- Warmes Fußbad mit Meersalz

HUNGERGEFÜHLE

Bei aufkommenden Hungergefühlen ist man vielleicht geneigt, das Fasten abzubrechen. Doch dagegen hilft:

- Mehr trinken

- Zusätzliche Darmreinigung
- Viel Bewegung an der frischen Luft. Dadurch werden der Stoffwechsel angeregt und die Entschlackung gefördert.
- Meditation
- Aufbauende Bücher
- Entspannende Musik
- In die Natur gehen, den Geräuschen lauschen und angenehme Düfte einatmen (Sauerstoffaufnahme und Säureabbau werden so erhöht)
- Schöne Erlebnisse des Tages im Fastentagebuch notieren.

KOPFSCHMERZEN

Diese Beschwerden sind recht häufig und treten vor allem in den ersten drei Fastentagen auf. Sie entstehen häufig durch die verminderte Kochsalzzufuhr besonders bei Menschen, die vorher sehr salzhaltig gegessen haben (z. B. Chips, Wurst). Möglicherweise kommen mit den Kopfschmerzen auch Dinge in Ihnen hoch, die tief vergraben waren und genauer betrachtet werden sollten. Setzen Sie sich damit auseinander. Gegen die körperlichen Beschwerden helfen oft schon folgende Maßnahmen:

- Reichliches Trinken
- Schläfenmassage mit Pfefferminzöl
- Ruhe, Entspannung, Hochlegen der Beine

MUNDGERUCH

Mundgeruch ist während der Fastentage normal, vor allem mit zunehmender Entgiftungsreaktion des Körpers nach dem dritten Fastentag. So bekommen Sie ihn den Griff:

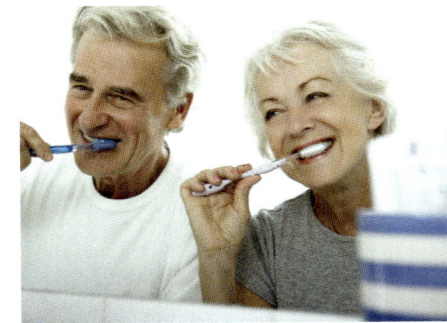

- Häufiges Zähneputzen
- Zungenreinigung mit einer Bürste oder einem entsprechenden Schaber (Apotheke)
- Frische Kräuter wie Petersilie oder Dill kauen
- Zitronensaft in ein wenig Wasser geben, die Flüssigkeit durch die Zähne ziehen und den Mund damit ausspülen

STIMMUNGSSCHWANKUNGEN

Auch schlechte Laune kann während der ersten drei Fastentage auftreten.
So schaffen Sie Abhilfe:

- Sprechen Sie mit Gleichgesinnten und tauschen Sie sich über Ihre Befindlichkeiten aus.
- Bewegen Sie sich in der Natur.
- Legen Sie regelmäßige Ruhepausen ein.
- Schaffen Sie sich ein angenehmes und schönes Ambiente an Ihrem Fastenort.
- Führen Sie einen Einlauf durch, er leitet Schlacken aus Ihrem Körper und hellt dadurch die Stimmung auf.

Krisensituationen können, müssen aber nicht auftreten, vor allem nicht in gehäufter Form. Die obige Beschreibung möglicher Beeinträchtigungen soll nicht als Abschreckung dienen, sondern vielmehr zeigen, dass gewisse Symptome in diesen Tagen der Umstellung nachvollziehbare Reaktionen des Körpers sind, die man in den Griff bekommen kann.
Sind diese Hürden erst einmal überwunden, erwachen die Lebensgeister wieder.

Manchmal kann es auch helfen, wenn man sich einmal eine Liste macht, welchen „Mehr-wert" diese Heilfastentage für einen persönlich haben:

Weniger Termine bedeuten:	Mehr Freiraum
Weniger reden bedeutet:	Mehr Aufmerksamkeit
Weniger Hektik heißt:	Mehr Lebensqualität
Weniger Leistung beinhaltet:	Mehr Menschlichkeit
Weniger Komfort bedeutet:	Mehr Konzentration auf das Wesentliche
Weniger Lärm hat zur Folge:	Mehr Entspannung
Weniger Nahrung bedeutet:	Mehr Leichtigkeit

ENTLASTUNG DES KÖRPERS

Etwa nach dem dritten Fastentag beginnt man, die Entlastung auch körperlich zu spüren. Von einigen Kilos und vielen Schadstoffen befreit, werden Sie sich leicht und unternehmungslustig fühlen. Die Lebensgeister erwachen. Sie könnten Bäume ausreißen. Brauchten Sie in den ersten Heilfastentagen noch vermehrt Schlaf, so reichen jetzt häufig fünf bis sechs Stunden pro Nacht aus. Die gewonnene Zeit können Sie nutzen. Wenn Sie zu Hause fasten, beispielsweise für das Entrümpeln der Wohnung, für die Dinge, die Sie immer schon einmal erledigen wollten, oder für das Überdenken des persönlichen Lebensrhythmus. All das bedeutet gewissermaßen ein ganzheitliches Entrümpeln.

ENTLASTUNG VON GEIST UND SEELE

Fasten kann man auch als ein Innehalten verstehen, welches das Versinken im Alltagstrott verhindert. Der hl. Augustinus beschrieb dies im 4. Jahrhundert n. Chr. folgendermaßen: „Betrachte deinen Leib wie ein Reittier, dem du durch das Fasten Zügel anlegst." Während der Fastentage kommt es nicht nur zu einer körperlichen, sondern auch zu einer psychischen Entgiftung. Man träumt vermehrt. Durch die Träume kommt manchmal lange Vergrabenes hervor, das endlich verarbeitet werden will. Schreiben Sie Ihre Träume gleich nach dem Aufwachen in das Fastentagebuch. Nicht immer sind das angenehme Dinge, aber es gehört eben auch zum klösterlichen Heilfasten, sich diesen zu stellen und sich damit seelische Entlastung zu verschaffen. Oft fallen einem Lösungen für Probleme ein, die man schon lange mit sich herumgetragen hat. Geist und Seele sind „entschlackt", damit auch erneuert und zu neuen Ideen fähig.

Sie können die Traumbilder aber auch einfach nur anschauen, ohne sie zu bewerten. Sie kommen und gehen lassen. Mit einem Spiegelbild verglichen, sehen Sie sich sozusagen ungeschminkt ins Gesicht.

Der Ordensvater Basilius der Große (um 330 bis 379) beschrieb in seinen monastischen Regeln die Bedeutung der Träume:

„Beschreitest du einen kontemplativen Weg, wirst du wie von selbst in die Nähe Gottes geführt. Damit dir tiefere Zusammenhänge in der Schöpfung auf dem Weg zum Schöpfer einleuchten, musst du jedoch vorher das ablegen, was nicht zu dir gehört. Zu diesem Prozess der Befreiung und Reinigung gehören auch deine Träume. Ganz gleich, welchen Inhalt sie haben – ob du dich an sie erinnerst oder nicht –, nimm sie bejahend an in dem Wissen, dass sie den Weg freimachen in tiefere Bereiche deiner Seele."

Die Heilfastentage sollte man auch als Chance nutzen, sein Innenleben zu „entrümpeln". Man wird sich erleichtert fühlen, ausgeglichener und achtsamer gegenüber sich selbst und seiner Umwelt.

Durch das körperliche „Leer-werden" wird man empfindlicher, aber auch empfindsamer. Das sollten Sie bei Begegnungen mit anderen Menschen in dieser Zeit mit berücksichtigen.

In solchen Situationen können auch einmal Tränen fließen. Lassen Sie sie laufen, denn auch sie spülen Verborgenes an die Oberfläche, das Geist und Seele belastet hat. Beim Fasten im Kloster sind die im Fasten erfahrenen Ordensleute in solchen Situationen oft hilfreiche Gesprächspartner. Sie können unterstützend helfen, wenn das seelische Gleichgewicht einmal aus dem Ruder zu laufen droht.

Wer während der Heilfastentage noch zusätzliche Motivation braucht, sollte sich eine Gewichtskurve anlegen. Zwar sind die verlorenen Pfunde nur eine Komponente des Heilfastens, aber sie regen doch an, weiterzumachen und die Heilfastenkur zum gegebenen Zeitpunkt auch zu wiederholen.

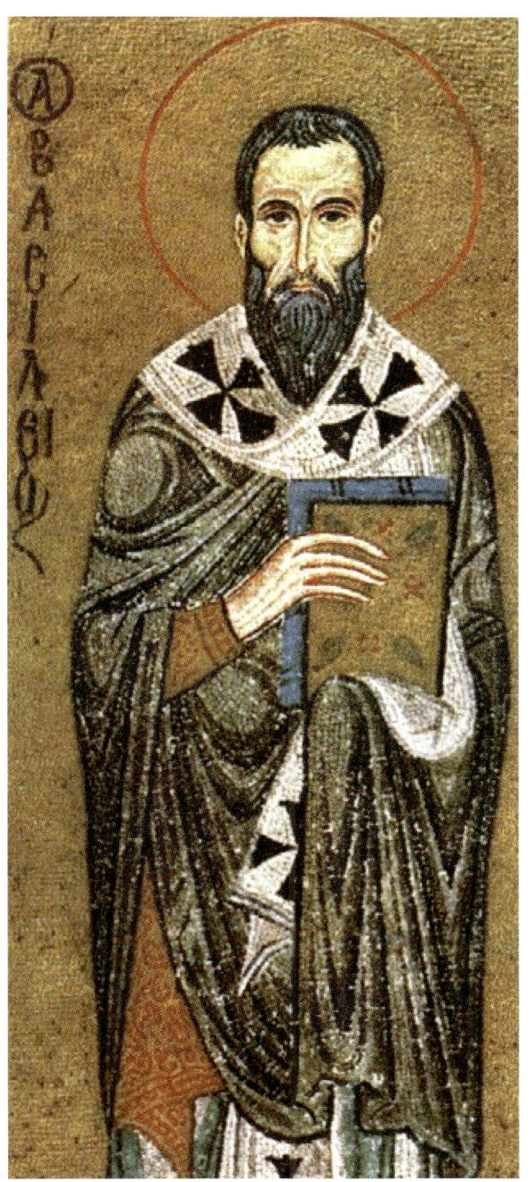

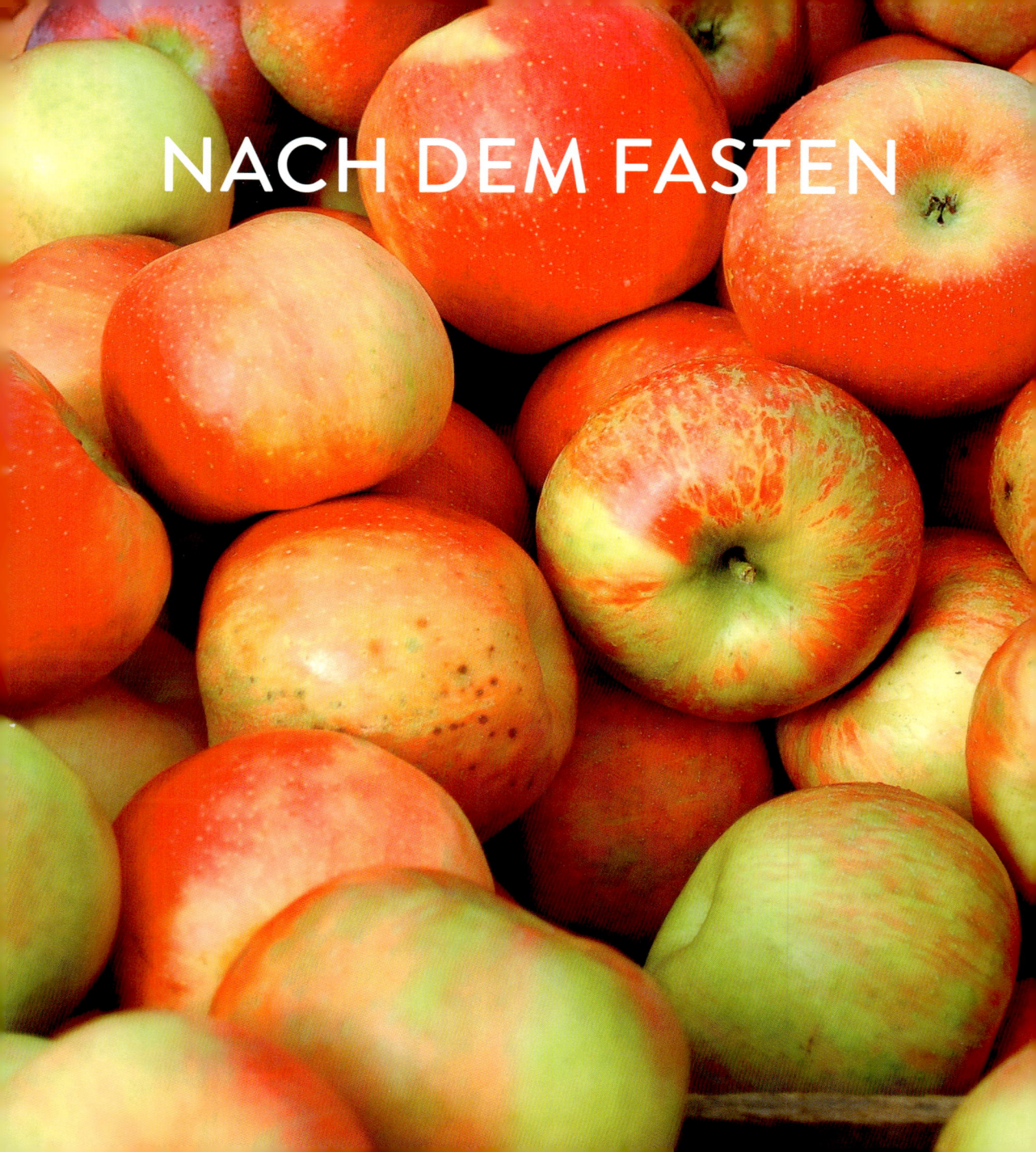

NACH DEM FASTEN

FASTENBRECHEN UND AUFBAUTAGE

„Wenn dir an dem Ort, an dem du wohnst, eine Versuchung begegnet, so verlasse diesen Ort nicht, solange sie währt. Denn wohin du auch gehst, wirst du das wiederfinden, vor dem du geflohen bist", schrieben die alten Wüstenmönche in vorchristlicher Zeit (Die Weisheit der Wüstenmönche, a.a.O., S. 23).

SIE HABEN ES GESCHAFFT!

Am Ende der Fastenwoche dürfen – ohne Überheblichkeit – ruhig ein wenig stolz auf sich sein. Auf Ihr Durchhaltevermögen, darauf, sich zurückgenommen zu haben, und auch darauf, verzichten zu können.

Manch einer wird durch die inneren und äußeren Reinigungsprozesse so euphorisch sein, dass er am liebsten weitermachen möchte. Aber wie sagte es bereits der hl. Benedikt: „Alles im rechten Maß". Auch im Fasten sollte man nicht übertreiben und diese Tage als eine besondere Zeit im Jahreslauf sehen, die eben nicht „alltäglich" ist. Umso wertvoller wird sie, und umso mehr freut man sich auf die nächste Heilfastenphase. Auch hier können wir wieder von einem der Ordensväter profitieren. Der hl. Basilius schrieb im 4. nachchristlichen Jahrhundert: „Von Zeit zu Zeit zu fasten ist etwas sehr Heilsames... Spüre in dich hinein, was du dir und deinem Körper zumuten darfst. Hüte dich jedoch vor Übertreibung und erzwinge nichts." (Regel 46)

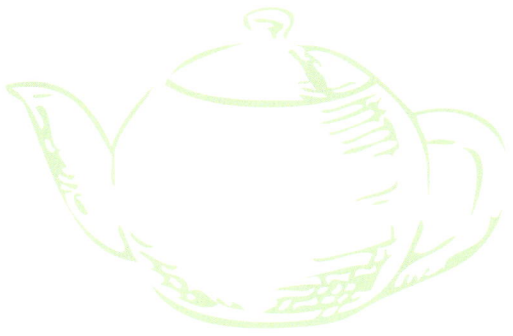

Bevor man das Fasten bricht, sollte man sich die „Schätze" dieser Tage einmal vor Augen führen – was man alles mitnimmt, was einem zugewachsen ist, was man sich erarbeitet hat:

- Gewichtsverlust

- Ausscheidung von Schadstoffen

- Besserer Blutdruck

- Reinere und straffere Haut

- Bessere Kondition

- Körper, Geist und Seele von Ballast befreit

- Ein neues Selbstwertgefühl

LANGSAM WIEDER ANFANGEN

Die Aufbautage sind genauso wichtig wie die Heilfastentage selbst. Für die Aufbauzeit benötigt man mehr Tage als für die Entlastung vor Beginn der Heilfastenphase. Die Faustregel besagt: mindestens die Hälfte der eigentlichen Heilfastentage. Denn der Körper stellt sich viel langsamer auf den Beginn des Essens ein als auf das Ausbleiben desselben.

Nun heißt es „Abschied nehmen" vom Fasten – einer der schönsten und sinnlichsten Momente.
Das Fastenbrechen sollte zelebriert werden: mit einem geriebenen oder einem gedünsteten oder einem ganzen Apfel.

Der Organismus muss die Produktion von Verdauungssäften wieder aufnehmen. Man darf ihn im mehrfachen Sinne nicht überlasten. Nicht durch schweres Essen, wie beispielsweise Fleisch oder rohes Gemüse und Salat, nicht durch die Speisemenge und nicht durch ein Herunterschlingen der Nahrung.

Gestalten Sie das Fastenbrechen als Meditation:

- Ich betrachte den Apfel,
- rieche an ihm,
- befühle ihn,
- spüre seine Schale und den Stiel,
- beiße erstmals hinein,
- lasse den Bissen auf der Zunge zergehen,
- kaue langsam,
- spüre dem Geschmack nach,
- beiße wieder,
- wenn ich keinen Hunger mehr habe, lege ich den Apfel zur Seite. Ich muss ihn nicht aufessen.

Der Körper braucht zur Verdauung nun viel Energie. Deshalb werden Sie nach dem Essen müde sein. Geben Sie dem Ruhebedürfnis nach und stürzen Sie sich nach dem letzten Heilfastentag nicht gleich wieder in Hektik und Trubel.

Deshalb gilt für das Fastenbrechen und die Zeit danach:

- in Ruhe essen,
- jeden Bissen so lange kauen, bis er flüssig ist,
- bewusst essen und nicht nebenbei,
- mindestens 2 Liter Wasser, Früchte- oder Kräutertee pro Tag,
- alles mit Ruhe angehen.

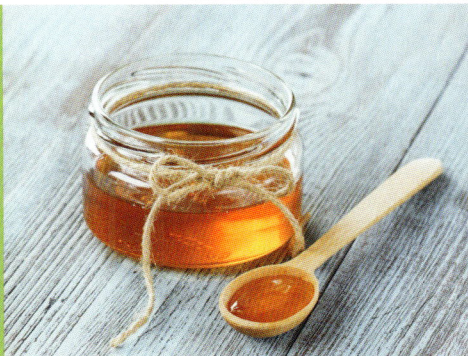

TIPPS ZUM FASTENBRECHEN

Auch beim Fastenbrechen ist der hl. Basilius wieder ein guter Ratgeber: „Geh, wenn du dich zu Tisch gesetzt hast, einige Minuten in dich. Schließe die Augen und spüre die Stille in dir und deine körperliche und geistige Mitte. Nimm deinen Mund-, Schlund- und Rachenraum wahr. Sei ganz präsent in deinem Kehlkopf. Verharre einige Zeit in diesem Körperbereich – fühle ihn, ohne an etwas zu denken oder etwas Bestimmtes zu wollen. Dann öffne wieder die Augen und wende dich nach einem Tischgebet wieder deinen Speisen zu." (Regel 44)

DIE ERSTEN DREI AUFBAUTAGE

Die hier beschriebenen Aufbautage sind als Vorschläge zu verstehen, die man natürlich nach eigenen Interessen auch ein wenig modifizieren kann.

1. AUFBAUTAG

Nach dem Aufwachen
- Dehnübungen;
- Radfahren – auf dem Boden liegend;
- Frischluft;
- 1 Tasse Früchte- oder Kräutertee

Zur Frühstückszeit
- 1 reifer, geriebener oder gedünsteter Apfel

Am Vormittag
- 2 Tassen Entblähungstee (aus der Apotheke);
- Bewegung zur Anregung des Stoffwechsels;
- Einkaufen der Speisen für die Aufbautage, wenn dies nicht schon am letzten Fastentag geschehen ist

Mittags	• 1 nicht zerteilter, reifer Apfel. • Wenn Sättigungsgefühl, mit dem Essen aufhören und die Frucht nicht in sich hineinzwingen
Nach dem Mittagstisch	• Ruhen, danach 2 Tassen Früchte- oder Fastentee, anschließend Bewegung an der frischen Luft • Aromatherapie mit Zitronenöl
Am Abend	• Kartoffelbrühe mit festen Anteilen, frischen Kräutern und Gemüse, wenig salzen!
Vor dem Zubettgehen	• ½ Stunde Spaziergang bei jeder Witterung, danach Fastentagebuch schreiben, anschließend Meditation bei Aromatherapie mit Rosenöl, danach 2 Tassen Melissentee
Grundsätzliches	• Am Tag mindestens 2 Liter Wasser oder ungesüßten Tee trinken; • sich nach den Mahlzeiten Ruhe gönnen; • auch die Bewegung nicht vergessen – immer im rechten Maß; • Speisen wenig salzen; • Backpflaumen für den nächsten Tag vorbereiten

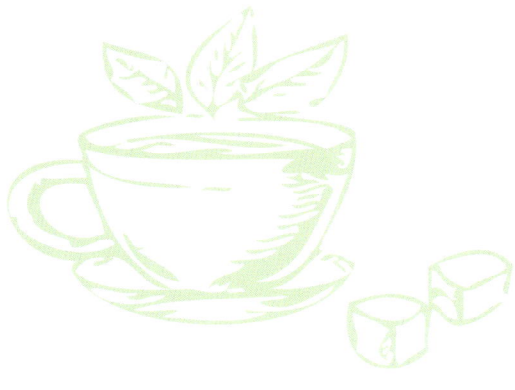

2. AUFBAUTAG

Nach dem Aufwachen

- Dehnübungen;
- Laufübungen – auf der Stelle
- Falls Probleme mit der Verdauung:
  - 1 Löffel geschroteter Leinsamen oder
  - 2 am Vorabend in ½ Tasse Wasser eingelegte Backpflaumen oder
  - 1 Feige
  - Nach dem Abführen Bauchmassage
  - 1 Tasse Früchtetee

Zur Frühstückszeit

- 2 Scheiben Knäckebrot, dazu 50 g Magerquark mit 1 Teelöffel Honig vermischt

Am Vormittag

- 2 Tassen Lebertee (Apotheke)
- Bewegung, z.B. Ausflug mit dem Fahrrad

Mittags

- 50 g gekochter Vollkornreis mit ungezuckertem Kompott dazu viel trinken – Früchtetee oder Wasser in Zimmertemperatur

Nach dem Mittagstisch

- Ruhen,
- danach 2 Tassen Lebertee mit ½ Teelöffel Honig (evtl. Leberwickel), anschließend Bewegung oder Sauna

Am Abend

- 1 reifer Apfel,
- 50 g Magerquark mit etwas Leinöl,
- 2 Scheiben Knäckebrot, dazu viel trinken – Früchtetee oder Wasser in Zimmertemperatur

Vor dem Zubettgehen

- ½ Stunde Spaziergang bei jeder Witterung, anschließend
- Fastentagebuch schreiben,
- danach Meditation bei Aromatherapie mit Lavendelöl,
- danach 1 Tasse Passionsblumentee

Grundsätzliches	• Am Tag mindestens 2 Liter Wasser oder Tee trinken; • sich nach den regelmäßigen Mahlzeiten Ruhe gönnen; • auch die Bewegung nicht vergessen – immer im rechten Maß; • Speisen nur wenig salzen; • Backpflaumen für den nächsten Tag vorbereiten.

3. AUFBAUTAG

Nach dem Aufwachen	• Dehn- und Streckübungen;
	• Falls Probleme mit der Verdauung:
	  • 1 Esslöffel geschroteter Leinsamen oder
	  • 2 am Vorabend in ½ Tasse Wasser eingelegte Backpflaumen oder
	  • 1 Feige
	  • Nach dem Abführen Bauchmassage
	  • 1 Tasse Früchtetee

Zur Frühstückszeit	• Frisches Früchtemüsli mit 1 Teelöffel Honig
Am Vormittag	• Viel bewegen und • viel trinken: Früchtetee oder Wasser in Zimmertemperatur
Mittags	• Pellkartoffeln mit Kräuterquark, dazu Blattsalate mit geriebenen Möhren

Nach dem Mittagstisch	• Ruhen, danach
	  • 2 Tassen Früchtetee und
	  • Bewegung an der frischen Luft

Am Abend	• 1 Vollkornbrot mit 50 g Magerquark und Tomaten, • etwas Obst dazu

Vor dem Zubettgehen	• ½ Stunde Spaziergang bei jeder Witterung, anschließend • Fastentagebuch schreiben, • danach Meditation bei Aromatherapie mit Vanilleöl, danach • 1 Tasse Passionsblumentee
Grundsätzliches	• Am Tag mindestens 2 Liter Wasser oder Tee trinken; • sich nach den Mahlzeiten Ruhe gönnen; • auch die Bewegung nicht vergessen – immer im rechten Maß; • Speisen nur wenig salzen; • Backpflaumen für den nächsten Tag vorbereiten – falls die Verdauung noch unterstützt werden muss.

Noch ein paar grundsätzliche Tipps für die Zeit nach dem Fasten:

• Kein Fett,

• kein Fleisch

• keine Süßigkeiten,

• wenig würzen, auch wenig Salz,

• auf das natürliche Sättigungsgefühl achten,

• Zeit nehmen,

• kauen, bis die Nahrung im Mund flüssig ist.

KLÖSTERLICHES HEILFASTEN – WELCHE ELEMENTE KANN MAN IN DEN ALLTAG ÜBERNEHMEN

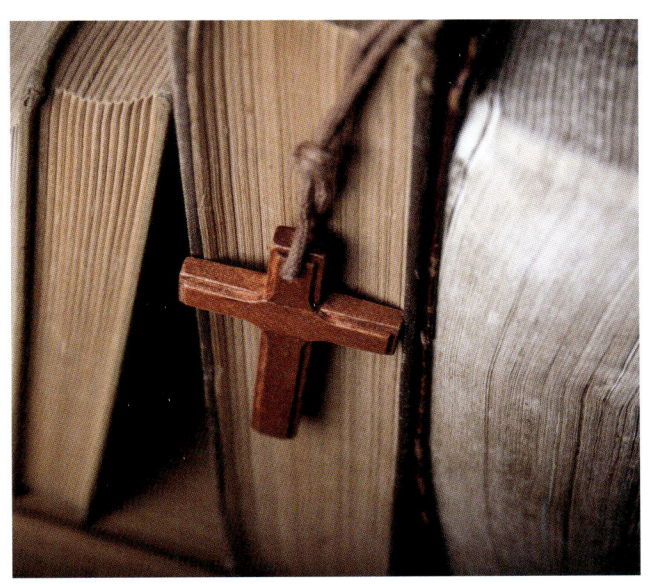

Die Aufbautage dienen dazu, ganz allmählich wieder in den Alltag überzugleiten. Bedauerlich wäre es allerdings, wenn der Alltag genauso aussehen würde wie vor dem Heilfasten nach der Klostermethode. Denn das hieße, dass man nicht auf Dauer von dieser speziellen Periode des Jahres profitierte. Irgendwie wäre dann „alles für die Katz'" – gute Vorsätze, verlorene Pfunde und schließlich das allgemeine Wohlbefinden. Sicherlich kann und soll man nicht alle Tage leben wie in der Heilfastenzeit. Aber einige wesentliche Elemente dieser Phase kann man ohne Probleme in den Alltag integrieren und versuchen, das von den Mönchen Erlernte auch im täglichen Leben anzuwenden. Denn diese erkannten bereits im Mittelalter, dass der individuelle Lebensrhythmus bestimmend ist für den Zustand von Körper, Geist und Seele jedes Einzelnen. Und sie erkannten, dass innere Ausgeglichenheit und körperliches Wohlbefinden miteinander zusammenhängen. Mit welcher Klugheit und Lebenserfahrung sie dabei vorgingen, beweisen viele Ordens(=Lebens)regeln, die im frühen Mittelalter festgelegt wurden und noch heute ihre Berechtigung haben. Übrigens auch für Menschen außerhalb der Klostermauern. Für die mittelalterlichen Mönche war beim Fasten nicht der Gewichtsverlust ausschlaggebend, sondern der seelische und körperliche Reinigungsprozess und die spirituelle Erfahrung.

MASSHALTEN

Als der hl. Benedikt die 73 Kapitel seiner Regel für seine Ordensbrüder im 6. Jahrhundert n. Chr. auf dem Monte Cassino in der süditalienischen Provinz Frosinone niederschrieb, war für ihn „das rechte Maß" (discretio) ein wesentliches Element für alle Vorgaben: „Denn nichts steht so im Gegensatz zu einem Christen wie Unmäßigkeit."
(Die Regel des hl. Benedikt, Kap. 39, 8)

Maßhalten ist die Basis für ein ausgeglichenes Leben, das haben wir beim Prozess des Heilfastens ganz besonders erfahren.

DER WECHSEL ZWISCHEN KONTEMPLATION UND BEWEGUNG

Kontemplation und Bewegung im Wechsel sollen den Tagesablauf bestimmen. Den Tag morgens „anschauen" und abends aus der Hand geben, das sollten die beiden täglichen Eckpfeiler sein. Hierfür sollten Sie sich bestimmte Zeitblöcke reservieren und an diesen festhalten. Wenn irgend möglich, legen Sie in der Tagesmitte, am besten nach dem Mittagessen, eine zusätzliche Ruhepause sein. Gehen Sie spazieren, lesen etwas Entspannendes oder hängen Sie einfach nur Ihren Gedanken nach. Nach dem Motto: „Jeder Tag, an dem man lebt, ist ein besonderer Anlass."
Die Ruhephasen des Tages bieten Ihnen die Chance, Abstand zu gewinnen und das eigene Tun kritisch zu hinterfragen. Aus der Hektik geborene Schnellschüsse, die man möglicherweise später bereut, kann man dadurch vermeiden.
Der Alltag sollte mit „besonderen" Augen angesehen werden. Es ist wichtig, gerade in Stressphasen innezuhalten und erst dann nach Lösungen zu suchen. Das Heilfasten kann eine Tür sein, die uns zu dieser Lebenshaltung führt.
Genauso wichtig wie die Ruhephasen sind Zeiten körperlicher Aktivität. Wenn Sie nicht im Beruf körperlich beansprucht sind, sollten Sie sich Zeiten für Bewegung, Sport, Spaziergänge, Aufenthalte an der frischen Luft reservieren.
Wer sich regelmäßig bewegt, fühlt sich in der Regel nicht nur besser, sondern betreibt auch eine gute Gesundheitsvorsorge. Denn regelmäßige Bewegung stärkt Herz und Kreislauf und ist wichtig für den Aufbau der Abwehrkräfte.
Bewegung und Sport sollten jedoch auch im richtigen Maß ausgeübt werden. Leistungsdruck und zu hohe Ansprüche an sich selbst bringen keine Entspannung.

Spätestens ein bis zwei Stunden vor dem Schlafengehen sollte die kontemplative Phase beginnen und man Abstand zu den Aktivitäten des Tages nehmen. Wer von der Arbeit gleich ins Bett fällt, wird keine Ruhe finden, da er die Probleme des Tages mit in den Schlaf nimmt.

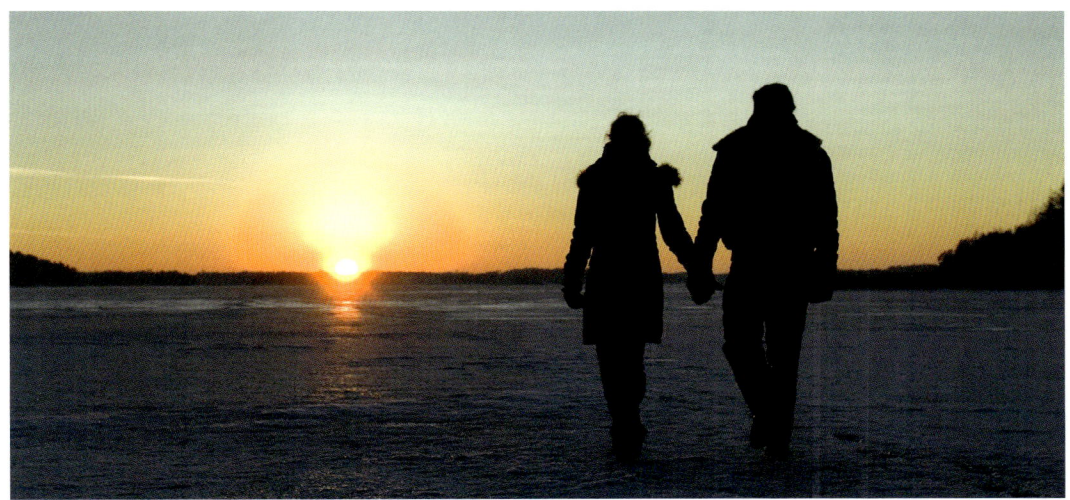

DER ABENDSPAZIERGANG

Der Spaziergang vor dem Zubettgehen soll nicht nur den Heilfastentagen vorbehalten bleiben. Denn er hat gleich mehrere Pluspunkte: Überschüssige Kalorien werden verarbeitet, der Kopf wird frei, man kann Abstand von der Hektik des Tages gewinnen und die Natur genießen. Ganz im Sinne des heiligen Antonius: „Mein Buch...ist die Natur der geschaffenen Dinge..." Draußen in der Natur, an der frischen Luft, kann man tief Atem holen, und das letzte Sonnenlicht ist Balsam für die Seele.

Auch in diesem Fall können wir wieder von den Mönchen lernen – sie legten Klostergärten an. Die Ordensmenschen gestalteten ihre Umgebung, dadurch wurden sie zu Horten der Schönheit. Klostergärten sind – wie auch die Kreuzgänge – Orte der Meditation. Sie dienten immer schon nicht nur dem Anbau von Obst und Gemüse, sondern auch der Erbauung. Hier konnten die Nonnen und Mönche nicht nur im übertragenen Sinne Atem holen, sondern ganz konkret die Luft und das Sonnenlicht genießen. Oft bildete der Spaziergang durch den Klostergarten den Abschluss des Tages. Wenn die letzten Lichtstrahlen verschwunden waren, begab man sich zu Bett.

EINE AUSGEWOGENE ERNÄHRUNG NACH DEN HEILFASTENTAGEN

Ein wichtiger Bestandteil des persönlichen Wohlbefindens ist eine ausgewogene Ernährung.

Essen sollten Sie maximal dreimal täglich nach dem Motto: „Morgens wie ein Kaiser, mittags wie ein König und abends wie ein Bettelmann." Die Mahlzeiten sollten – nach dem Vorbild der Mönche – möglichst immer zur gleichen Zeit eingenommen werden, das Abendessen nicht nach 19 Uhr. Die mittelalterlichen Ordensleute nahmen die letzte Mahlzeit immer noch bei Tageslicht ein. Man wollte damit einerseits künstliches Licht sparen, verhinderte aber gleichzeitig auch, dass man mit vollem Magen zu Bett ging und dann schlecht schlief.

EINFACHE ERNÄHRUNGSREGELN

Abends sollte es nur leichte Speisen geben. Sie machen sich selbst ein großes Geschenk, wenn die Nahrung nur aus wenig Fleisch, aber viel Fisch, Obst und Gemüse besteht. Und was auf den Tisch kommt, sollte dem saisonalen Angebot des heimischen Marktes entsprechen.

Wichtig ist, dass Sie Ihre Mahlzeiten bewusst einnehmen, ausgiebig kauen, sich Ruhe beim Essen gönnen und sich ein angenehmes Ambiente bei den Mahlzeiten schaffen. Dies ist im Arbeitsalltag sicher nicht immer möglich; ganz wichtig ist es aber, den Arbeitsplatz zum Essen zu verlassen und nicht womöglich etwas am Schreibtisch herunterzuschlingen.

Niemand sollte hungrig vom Tisch aufstehen, denn dann wird er vermutlich schlecht gelaunt und unmotiviert sein. Sie sollten aber auch nicht ins Gegenteil verfallen und sich „den Bauch voll schlagen". Ein voller Magen macht müde und träge. „Doch muss vor allem Unmäßigkeit vermieden werden; und nie darf sich bei einem Mönch Übersättigung einschleichen." (Die Regel des hl. Benedikt, Kap. 39,7)

Über den Tag verteilt sollten Sie reichlich trinken, etwa zwei Liter kalorienfreie Getränke wie Wasser oder ungesüßten Kräutertee.

Kontrollieren Sie regelmäßig Ihr Gewicht. Nicht täglich, aber vielleicht einmal pro Woche. So setzen Sie sich nicht ständig unter Druck, merken aber sofort, wenn Ihr Körper aus „den Fugen zu geraten droht".

Optimal wäre es, jede Woche einen Obst-, Rohkost- oder Reistag einzulegen wie bei den Entlastungstagen vor der Heilfastenwoche. Wem dies zu viel ist, der schafft es vielleicht zweimal pro Monat.

Zum Thema Genussmittel: Während der Heilfastentage haben Sie ganz auf Alkohol, Kaffee, Süßigkeiten und Zigaretten verzichtet – oder das Rauchen zumindest eingeschränkt. Wie wäre es, die Chance zu nutzen und nicht wieder rückfällig zu werden? Ein Anfang ist gemacht.
Wer sich nicht zutraut, ganz auf die Aufputscher und Dickmacher zu verzichten, sollte sich zumindest jeden Tag aufschreiben, welche Genussmittel er in welcher Menge konsumiert. So kann man sich in gewisser Weise selbst kontrollieren.

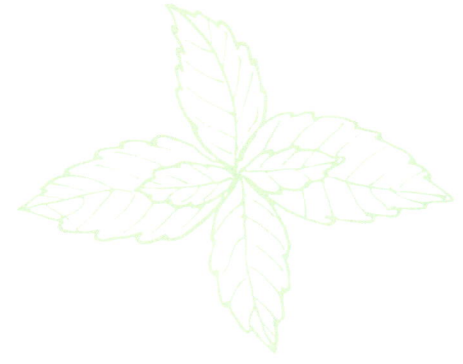

BESTÄNDIGKEIT

Beständigkeit ist der rote Faden im Leben. Gerade in unserer hektischen Zeit fällt sie sehr schwer. Wer ein Leben lang denselben Partner hat, immer denselben Arbeitgeber und womöglich noch dieselbe Wohnung, gilt als unflexibel und altmodisch. Dabei tragen gerade diese Werte zu einem ausgeglichenen Leben bei. Sie schaffen Freiheit, weil man sein Leben nicht immer wieder neu entwerfen muss.

Wenn die äußeren Umstände am Arbeitsplatz oder zu Hause viel Stress hervorrufen, sollte man sich zumindest eine kleine Oase der Ruhe schaffen.

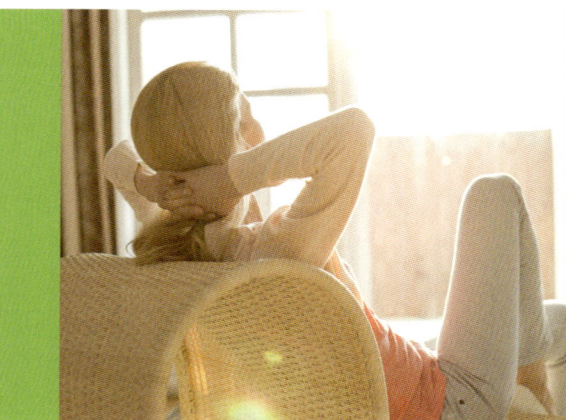

Richten Sie sich ein kleines Rückzugsgebiet zu Hause ein, einen Raum oder zumindest die Ecke eines Zimmers, in der Sie sich Platz und Ruhe für Körper, Geist und Seele schaffen. Eine Art klösterliche Umgebung in den heimischen vier Wänden.

Und schaffen Sie sich sowohl zu Hause als auch am Arbeitsplatz ein Ambiente, in dem Sie sich wohlfühlen.

Die Entscheidung der Benediktiner beispielsweise, in ein bestimmtes Kloster zu gehen und dort das ganze Leben zu verbringen, bedeutet auch, einen Ruhepol zu haben, der Basis für ein ganzes Leben ist – die Ordensleute nennen dies „stabilitas".

LEBENSRHYTHMUS

Ordnung im Leben sorgt für Ausgeglichenheit. „Wer seine Felder bestellt hat, kann sich getrost zur Ruhe setzen", dieser Spruch aus dem Volksmund lässt sich auf viele Lebenssituationen anwenden.

Mit Ordnung ist dabei sowohl innere Ausgeglichenheit als auch äußere Ordnung gemeint. Denn wer kann schon entspannen, wenn er mitten in einem unüberschaubaren

Chaos hockt. Deshalb sollten Sie sich erst einmal von äußerem Ballast befreien.

Für die Klöster ist eine eindeutige Ordnung des Kirchenjahrs und jedes einzelnen Tages deshalb so wichtig, weil sie Klarheit und Übersichtlichkeit schafft. Schon im 5. vorchristlichen Jahrhundert stellte Abbas Poimen, einer der Wüstenväter, fest: „Wenn der Mensch Ordnung einhält, dann wird er nicht verwirrt."

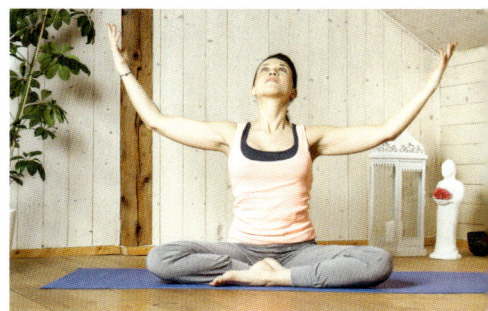

DIE STRUKTUR DES TAGES

Eine klare Tageseinteilung, die nicht täglich über den Haufen geworfen wird, ist ein wichtiges Gerüst. In dieses können Sie Ihre Tagesaktivitäten einordnen, und Sie werden am Abend zufrieden sein, wenn Sie alles erledigt haben. Aber auch hier gilt: im rechten Maß. Wer sich immer wieder zu viel vornimmt und am Abend feststellen muss, dass er sein „Tagewerk" nicht geschafft hat, wird auf Dauer unzufrieden sein und mit sich selbst hadern.

Wichtig ist auch ein Ruhetag pro Woche, den man möglichst nicht mit Aufgaben überfrachten sollte. In den Klöstern ist dies der Sonntag. Zum einen ist dies der Tag des Herrn, zum anderen aber auch die Zeit der Rekreation. „Am Sonntag sollen ebenfalls alle für die Lesung frei sein..." (Die Regel des hl. Benedikt, Kap. 48, 22)

Achten Sie auf sich selbst. Hören Sie auf Ihre Seele und Ihren Körper. Sie werden Ihnen eindeutige Signale geben, wenn etwas nicht im Reinen ist. Und handeln Sie nach dem mönchischen Prinzip: Alles im rechten Maß – und zwar in Ihrem Maß.

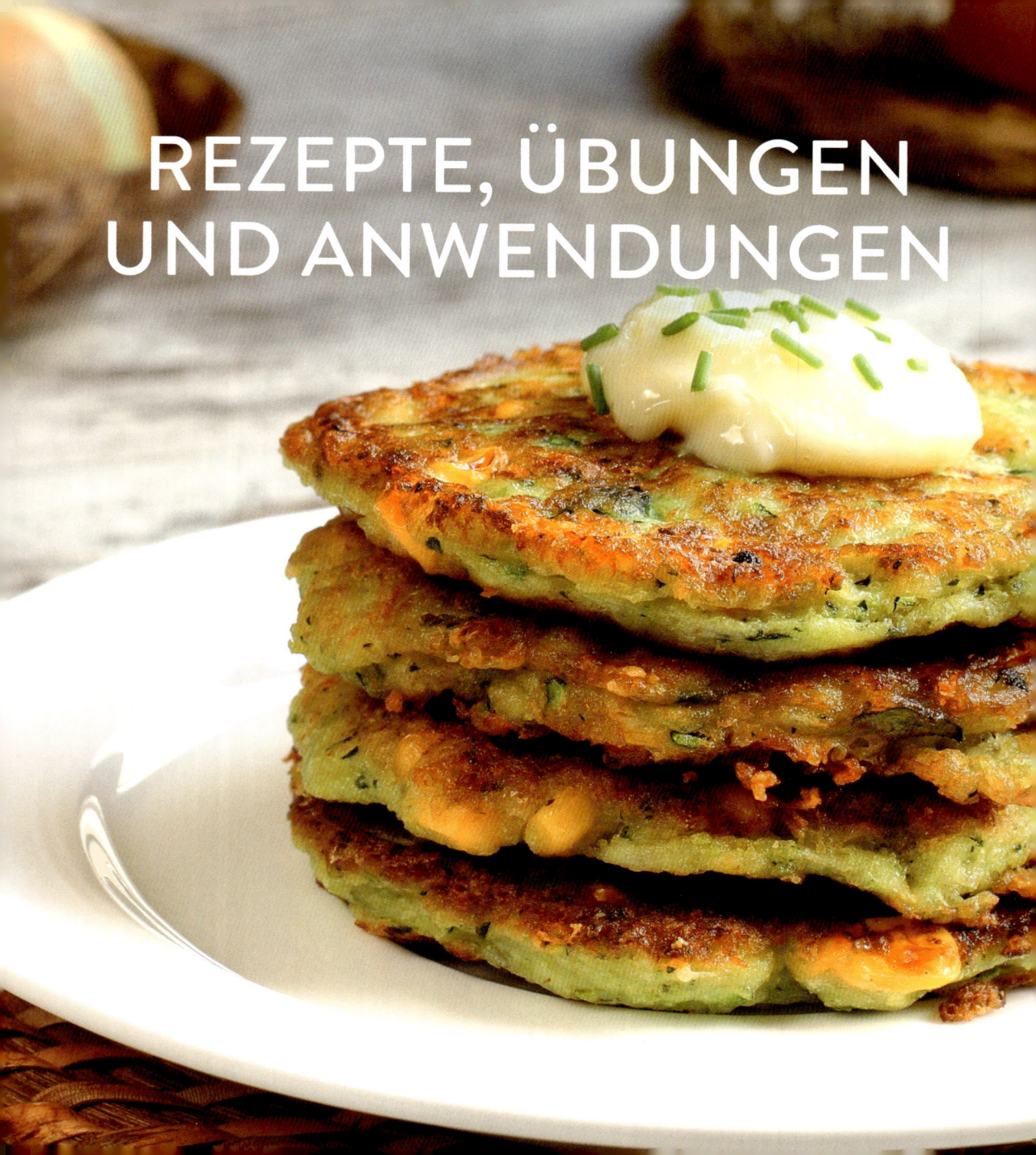

REZEPTE, ÜBUNGEN UND ANWENDUNGEN

Mit einer Auswahl von schmackhaften Rezepten kann man die Speisekarte während der Fastentage abwechslungsreich gestalten und diese Rezepte im Übrigen auch im Alltag anwenden, da sie schnell zuzubereiten sind. Dies gilt genauso für alle hier vorgeschlagenen Bewegungs-, Meditations- und Atemübungen. Man kann sie zwischendurch immer wieder durchführen.

REZEPTE FÜR ENTLASTUNGSTAGE

DINKELKÖRNERMUS (FÜR 1 PORTION)

Zutaten

1 geschälter Apfel,
5 Eßlöffel Dinkelkörner,
3 Eßlöffel Magerquark,
1 Prise Zimt ,
1 Prise brauner Zucker

Zubereitung:

1 geschälten Apfel in kleine Würfel schneiden und mit etwas Wasser aufkochen, zu Mus verarbeiten.

5 Eßlöffel Dinkelkörner sowie 3 Eßlöffel Magerquark mit dem Apfelmus vermischen und mit 1 Prise Zimt und 1 Prise braunem Zucker abschmecken.

ZUCCHINI-KÜCHLEIN (FÜR 1 PORTION)

Zutaten

500g Zucchini,
1 Zwiebel,
100g Mozzarella,
100g Dinkel-Feinmehl,
4 Eier,
je eine Prise Galant und
Muskat,
2 EL Sonnenblumenöl,
wenig Milch

Zubereitung:

Ca. 500 g Zucchini und eine mittelgroße Zwiebel raspeln. Das Gemüse ½ Stunde ruhen lassen, damit es Wasser zieht. Wasser abseihen und Gemüse in Küchentuch ausdrücken. Mozzarella in Würfel schneiden, Dinkel-Feinmehl und Eier vermischen. Mit Galgant und Muskat würzen. Diese Masse etwa ½ Stunde ziehen lassen, erst dann Zwiebeln und Zucchini dazugeben, evtl. zur Verdünnung ein wenig Milch. Anschließend mit der Hand kleine Kuchen formen und in Sonnenblumenöl in der Pfanne anbraten.

MANGOLDSUPPE (FÜR 1 PORTION)

Zutaten

200g Mangold,
Salz,
½ Zwiebel,
1 Knoblauchzehe,
1 TL Olivenöl,
je 1 Prise Muskat
und Galgant,
½ TL gehackter Dill,
¼ L Wasser,
100 g Sahne,
1 EL Dinkel-
Feinmehl,
gebratene Brotwürfel
nach Geschmack

Zubereitung:

200 g Mangold in leicht gesalzenem Wasser blanchieren, danach mit kaltem Wasser übergießen.

½ klein gehackte Zwiebel sowie 1 klein gehackte Knoblauchzehe in ein wenig Olivenöl abbräunen. Mangold dazugeben, mit Muskatnuss, Galgant und etwas Dill würzen. Anschließend ¼ Liter Wasser dazu sowie 100 g Sahne, in der 1 Eßlöffel Dinkel-Feinmehl aufgelöst wurde. Zusammen etwa 15–20 Minuten köcheln lassen, danach mit Handmixer pürieren. Nochmals ½ Liter warmes Wasser dazu, aufkochen lassen und mit wenig Salz abschmecken.

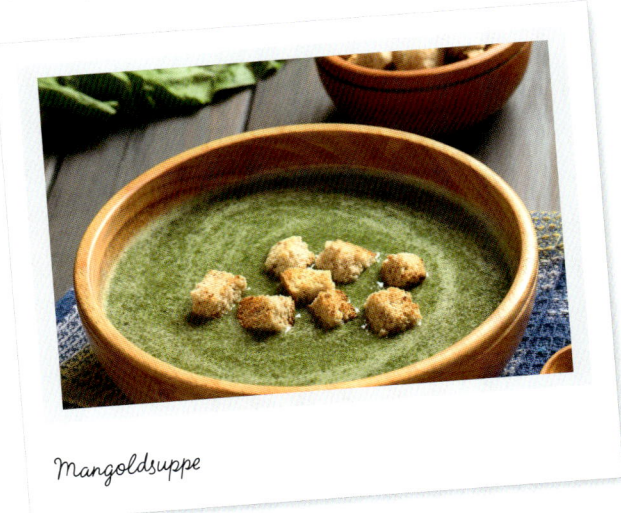

Mangoldsuppe

REZEPTE FÜR DIE FASTENWOCHE

GEMÜSEBRÜHE (FÜR 1 PORTION)

Zutaten

150g gemischtes Gemüse z.B. Fenchel, Möhren, Sellerie, Kohlrabi, je 1 Prise Muskat, Beifuß und Galgant, klein gehackte Petersilie, evtl. 2 TL Hefeflocken

Zubereitung:

150 g gemischtes Gemüse – z.B. Fenchel, Möhren, Sellerie, Kohlrabi – klein schneiden und in ½ l Wasser weich kochen. Zum Schluss durch ein Sieb drücken. Gemüsereste, die sich nicht durchdrücken lassen, wegwerfen.

Mit frisch geriebener Muskatnuss, Beifuß und Galgant würzen und weitere 5 Minuten köcheln lassen.

Zum Schluss klein gehackte Petersilie dazugeben (fördert die Verdauung).

Je nach Geschmack zwei Teelöffel Hefeflocken in der Suppe auflösen.

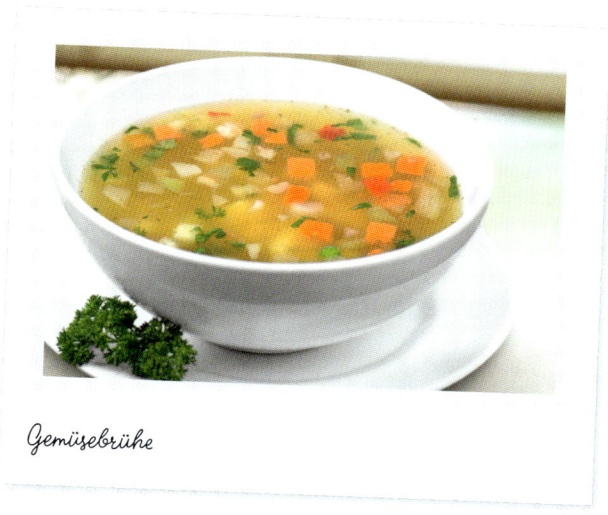

Gemüsebrühe

KLARE DINKELBRÜHE (FÜR 1 PORTION)

Zutaten

½ Tasse Dinkelkörner,
150 g Gemüse –
Möhren, Kartoffeln, Selleriestangen, Fenchel,
je 1 Prise Muskat, Majoran
und Galgant,
1 TL fein gehackte Petersilie

Zubereitung:

Dinkelkörner in ½ l Wasser 20 Minuten köcheln lassen. Danach 150 g in Würfel geschnittenes Gemüse – Möhren, Kartoffeln, Selleriestangen, Fenchel – dazugeben und weitere 20 Minuten köcheln. Gemüse anschließend so weit wie möglich durch ein Sieb drücken, den Rest wegwerfen. Mit frisch geriebener Muskatnuss, Majoran und Galgant würzen. Zum Schluss klein gehackte Petersilie zugeben.

KARTOFFELBRÜHE (FÜR 1 PORTION)

Zutaten

70 g Kartoffeln,
¼ Stange Lauch,
Petersilienwurzel,
⅛ Knolle Sellerie,
je 1 Prise Kümmel, Majoran,
Meersalz, gekörnte Gemüsebrühe, Muskat, ½ TL
Hefeflocken, 1 TL gehackte
Petersilie

Zubereitung:

Kartoffeln, Lauch, etwas Petersilienwurzel, ⅛ Knolle Sellerie gut waschen und ungeschält klein schneiden. ¼ Liter Wasser zum Kochen bringen, Gemüse hineingeben und zugedeckt gar kochen (ca. 15 Minuten). Suppe durchseihen und mit je 1 Prise Kümmel, Majoran, Meersalz, gekörnter Gemüsebrühe und gemahlener Muskatnuss würzen. Anschließend ½ Teelöffel Hefeflocken und 1 Teelöffel frisch gehackte Petersilie darüber streuen.

Es empfiehlt sich, gleich größere Mengen Brühe zu kochen und diese dann portionsweise einzufrieren. Damit hat man einen Vorrat für die kompletten Fastentage und spart auch noch Zeit.
Tipp: Der vitaminreiche Kürbis eignet sich besonders gut als Fastenspeise. Er ist nicht nur kohlenhydratarm, sondern enthält neben wertvollem Eiweiß, Kalzium und Eisen auch reichlich Vitamin C. Das gesunde Plus obendrein: Kürbisfruchtfleisch wirkt harntreibend.

KÜRBISBRÜHE (FÜR 1 PORTION)

Zutaten

300 ml Gemüsebrühe,
1 kleine Kartoffel,
1 kleine Möhre,
300 g Kürbisfruchtfleisch,
Pfeffer,
1 Prise Muskatnuss,
1 TL gehackte
Petersilie,
2 TL Hefeflocken

Zubereitung:

Gemüsebrühe zum Kochen bringen, dann Kartoffel, Möhre und Kürbisfruchtfleisch – alles klein gehackt – dazugeben und 20 Minuten köcheln lassen.
Nicht verkochte Gemüsereste so weit wie möglich durch ein Sieb drücken. Frisch gemahlenen Pfeffer und Muskatnuss dazugeben. Zum Schluss fein gehackte Petersilie.
Je nach Geschmack zwei Teelöffel Hefeflocken in der Suppe auflösen.

TOMATENBRÜHE (FÜR 1 PORTION)

Zutaten

125 g Tomaten,
½ Knoblauchzehe,
1 Stange Lauch,
1 Möhre,
1 Selleriestange,
1 Spritzer Zitronensaft,
je 1 Prise Muskatnuss,
Meersalz, Majoran,
1 TL gehackte Petersilie,
2 TL Hefeflocken

Zubereitung:

Tomaten würfeln und in 1 Liter kochendes Wasser geben. Knoblauchzehe, Lauch, Möhre sowie Selleriestange klein schneiden und ebenfalls ins kochende Wasser geben.
20 Minuten köcheln lassen. Die restlichen festen Bestandteile anschließend durch ein Sieb drücken.
Mit einem Spritzer Zitronensaft, gemahlener Muskatnuss, 1 Prise Meersalz und Majoran abschmecken. Zum Schluss klein gehackte Petersilie dazu.
Je nach Geschmack zwei Teelöffel Hefeflocken in der Suppe auflösen.

Es gibt auch fertige Fastenbrühen in Apotheken und Reformhäusern. Wer sie während der Fastenwoche statt selbst gekochter Brühen hin und wieder einmal einsetzen möchte, sollte ihren Geschmack sicherheitshalber vor den Heilfastentagen testen.

REZEPTE FÜR DIE AUFBAUTAGE

KARTOFFELSUPPE MIT FRISCHEN KRÄUTERN UND GEMÜSE (1 PORTION)

Zutaten

1 kleine Kartoffel,
je 40 g Möhren,
Kohlrabi, Sellerie,
je 1 Prise Muskat
und Paprika,
1 EL frische Kräuter,
½ TL Hefeflocken

Zubereitung:

Kartoffel sowie Möhren, Kohlrabi und Sellerie schälen und in dünne Scheiben schneiden.

Das Gemüse in ¼ l kochendes Wasser geben und 15 Minuten kochen lassen. Danach mit Muskat, Paprika, weiteren Gewürzen je nach Geschmack und frischen Kräutern würzen und abschmecken. Zum Schluss ½ Teelöffel Hefeflocken dazu.

PELLKARTOFFELN MIT KRÄUTERQUARK (1 PORTION)

Zutaten

3 kleine Kartoffeln.
125 g Magerquark,
2 EL Milch,
1 TL ganzer Kümmel,
1 EL frische Kräuter,
weitere Gewürze
nach Geschmack

Zubereitung:

Kartoffeln in Kümmelwasser kochen lassen, bis sie weich sind. Anschließend pellen.

Magerquark mit Milch vermischen. Gewürze und klein gehackte Kräuter je nach Geschmack dazugeben, in jedem Fall aber Kümmel.

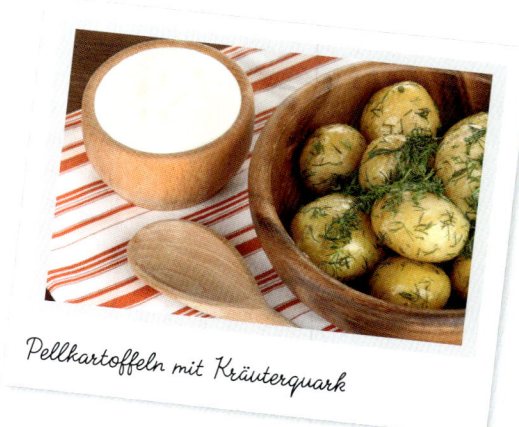

Pellkartoffeln mit Kräuterquark

ÜBUNGEN FÜR DIE FASTENWOCHE

ATEMÜBUNGEN

1) Verfolgen Sie bewusst Ihren Atem, seinen Weg durch den ganzen Körper. Konzentrieren Sie sich auf sein Kommen und Gehen. Atmen Sie tief ein und aus und lassen Sie sich nicht durch Gedanken ablenken. Dabei können Sie sich auch innerlich immer wieder vorsagen: „Ich bin ruhig und gelassen."

2) Atmen Sie tief ein und ganz langsam wieder aus. Summen Sie beim Ausatmen die Silbe „Oohm" durch die nur leicht geöffneten Lippen. Die Phase des Ausatmens sollte etwa doppelt so lang sein wie die des Einatmens.

3) Setzen Sie sich im Lotussitz auf den Boden. Legen Sie Zeige- und Mittelfinger Ihrer rechten Hand auf die Nasenwurzel. Halten Sie mit dem Daumen das rechte Nasenloch zu und atmen Sie fünfmal tief durch das linke Nasenloch ein und etwa doppelt so lange wieder aus. Anschließend machen Sie das Gleiche mit dem rechten Nasenloch, wobei Sie mit dem Ringfinger das linke Nasenloch zuhalten. Dann im Wechsel durch das linke Nasenloch ein- und das rechte Nasenloch ausatmen und umgekehrt. Dabei jeweils das andere Nasenloch zuhalten.
Die Atemübungen sollten Sie ganz ruhig und gelassen angehen. Es kommt nicht darauf an, die Übung schnell zu beenden. Wenn es Ihnen schwer fällt, in den richtigen Rhythmus zu kommen, machen Sie zwischen den einzelnen Atemphasen eine Pause.

DEHN- UND STRECKÜBUNGEN

Für alle Dehn- und Streckübungen gilt die folgende Ausgangsposition: Legen Sie sich auf den Rücken (am besten auf eine Isomatte), und massieren Sie sich selbst, indem Sie nach und nach die einzelnen Körperteile auf der Bodenfläche hin und her reiben. Beginnen Sie mit den Fersen und gehen Sie anschließend über Unterschenkel, Oberschenkel, Gesäß, Schultern und Kopf bis zu den Armen.

1) Auf dem Rücken liegen. Arme und Beine ausstrecken. Danach rechtes Bein nach unten ziehen, linken Arm gleichzeitig nach oben.
- Nun umgekehrt: linkes Bein nach unten ziehen, rechten Arm nach oben.
- Danach: beide Beine nach unten ziehen, beide Arme nach oben.

2) Auf dem Rücken liegen. Arme zur Seite ausstrecken. Beine aufstellen und nach links fallen lassen, Kopf nach rechts drehen. Ca. 35 Sekunden in dieser Stellung bleiben. Das Gleiche wiederholen, dieses Mal jedoch Beine nach rechts fallen lassen und Kopf nach links drehen.

3) Auf den Bauch legen. Ellbogen aufstützen, Kinn in die Handmuscheln legen. Jetzt langsam mit beiden Ellbogen ein Stück nach vorne „gehen" und ca. 35 Sekunden so bleiben. Nun noch ein Stück weiter nach vorne und wieder 35 Sekunden bleiben. Schrittweise nach vorne, so weit es geht. Dann schrittweise wieder zum Ausgangspunkt zurück.

Für alle Übungen gilt: Gehen Sie immer langsam in die Dehnung hinein und langsam wieder hinaus. Sie sollten ein leichtes Ziehen, aber keinen Schmerz verspüren. Wenn Sie merken, dass diese Übungen Ihrem Körper nicht gut tun, lassen Sie sich von einem Physiotherapeuten beraten.

FUSSGYMNASTIK

Suchen Sie sich eine kleine Fläche im Raum aus, beispielsweise eine am Boden liegende Isomatte. Laufen Sie nun auf den Fußaußenkanten dreimal um die Matte herum. Laufen Sie danach auf den Fußinnenkanten dreimal um die Matte. Nun auf den Fersen und schließlich auf den Fußspitzen ebenfalls jeweils dreimal um die Matte herumlaufen. Bei Problemen mit Füßen und Gelenken bitte vorher mit einem Physiotherapeuten sprechen.

MEDITATIONEN

Setzen Sie sich auf die Vorderkante eines Stuhls, stellen Sie die Füße fest auf, halten Sie den Oberkörper aufrecht und legen Sie die Hände in den Schoß. Die Handflächen zeigen

nach oben, wie kleine Schalen.
Alternativ können Sie sich auch im
Lotussitz auf den Boden setzen. Die Hände
legen Sie in den Schoß, die Handflächen
zeigen nach oben.
Auch einen Meditationshocker können Sie
nutzen und dabei die Hände mit den Handflächen nach oben auf den Oberschenkeln
ablegen.

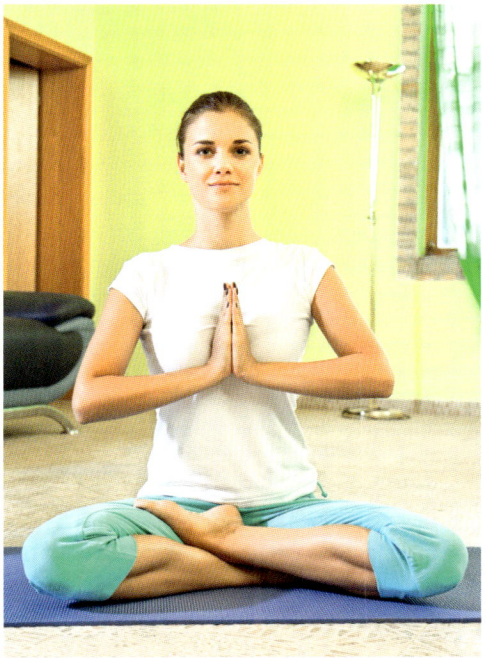

- Eröffnen Sie die Meditation mit einer
  Atemübung. Atmen Sie langsam ein und
  sagen Sie sich: „Ich nehme Positives wahr
  und auf." Beim Ausatmen denken Sie:
  „Ich mache mich leer von Negativem."
  Gehen Sie dabei mit dem Atem ganz in
  die Tiefe des Bauchraums bis zum
  Becken. Was spüren Sie dabei?
  Versuchen Sie, ganz bei sich
  anzukommen.
- Fahren Sie fort mit Suggestionen: „Ich bin glücklich, ich werde frei, ich lasse los, ich
  komme zu Kraft." Wiederholen Sie diese Formeln ständig.
- Wenn Sie diese Übungen zwei bis drei Tage gemacht haben, wird es Ihnen leichter
  fallen, nun positive Bilder in sich aufsteigen zu lassen. Beispielsweise schöne Land-
  schaften, durch die Sie eine Wanderung machen und den Wanderweg in Gedanken
  verfolgen. Oder stellen Sie sich einen Strand vor, imaginieren Sie das Meer und das
  Rauschen der Wellen. Es gibt viele Bilder, die Sie für einen Moment auf positive Weise
  aus dem Alltag herausholen können.
- Schließen Sie die Meditation bewusst ab. Kommen Sie bei sich an und formulieren Sie
  in Gedanken, was Sie bei der Meditation gespürt haben: Gefühle, Erfahrungen,
  Erlebnisse können Sie ins Fastentagebuch schreiben.
  Wenn Sie möchten, können Sie während der Meditation leise, kontemplative Musik
  hören.

ANWENDUNGEN WÄHREND DER FASTENWOCHE

LEBERWICKEL

Da die Leber während des Liegens verstärkt Entgiftungsarbeit leistet, sollten Sie sie durch eine Leberpackung unterstützen. Feuchten Sie ein kleines Handtuch mit warmem Wasser an, legen Sie dieses auf die rechte Körperseite unterhalb des Brustkorbs auf und eine mit heißem Wasser gefüllte Wärmflasche darauf. Wickeln Sie zum Schlus ein großes Handtuch um die Bauchpartie. Die Füße sollten warm eingepackt sein, ebenso Ihr restlicher Körper. So können Sie etwa 20 Minuten mit geschlossenen Augen ruhen.

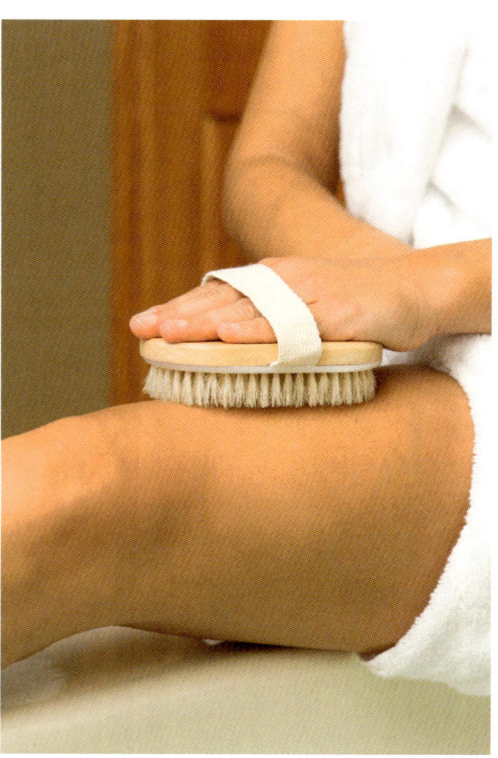

TROCKENBÜRSTENMASSAGE

Gönnen Sie Ihrem Körper während der Fastentage hin und wieder eine Massage mit der Trockenbürste. Sie regt den Kreislauf an und unterstützt die Ausleitung von Schadstoffen über die Haut. Diese profitiert übrigens besonders von einer Trockenbürstenmassage, denn sie wird besser durchblutet, sieht rosig aus und fühlt sich zart an.

FUSSMASSAGE

Die Fußmassage ist ein ausgezeichnetes Mittel gegen kalte Füße, die während der Fastentage vermehrt auftreten können. Durch die ausbleibende Nahrung drosselt der Körper seine Energie- bzw. Wärmezufuhr, und zwar an den äußeren Körperstellen zuerst. Nehmen Sie ein warmes Handtuch, wickeln Sie die Füße darin ein und kneten Sie sie sorgfältig.

BAUCHMASSAGE

Die Massage der Bauchregion regt die Verdauung an, verbliebene Speisereste werden so schneller abtransportiert, und Sie fühlen sich besser. Legen Sie sich auf den Rücken, beide Hände liegen in Höhe der Hüften auf der Bauchdecke. Massieren Sie mit sehr sanftem Druck im Uhrzeigersinn den gesamten Bauchbereich. Beginnen Sie dabei rechts unten und schließen Sie links ab. Wiederholen Sie dies etwa fünfmal.

DUSCHEN

Eine warme Dusche am Morgen soll Ihnen die Vorstellung vermitteln, dass alles Belastende abfließt und Sie ganz leicht in den Tag gehen können. Duschen Sie zum Abschluss möglichst kalt und führen Sie den Wasserstrahl entlang der Extremitäten immer in Richtung Herz.

KÖRPERMASSAGE MIT ÖL

Zur intensiven Hautpflege können Sie den Körper mit einem – möglichst unparfümierten – Öl verwöhnen. Während der Fastentage werden Sie besonders geruchsempfindlich sein, daher eignet sich neutrales Babyöl am besten. Reiben Sie das Öl sorgfältig und aufmerksam in Ihre Haut ein, und zwar immer in Richtung Herz.

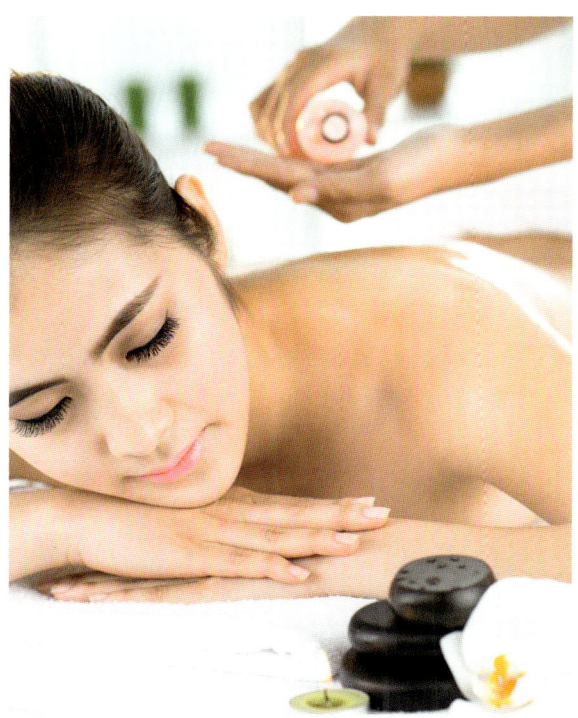

WASSERTRETEN

Bevor Sie mit diesen Anwendungen beginnen, sollten Füße und Beine bereits durch Gymnastikübungen erwärmt sein. Sie können übrigens auch in der eigenen Badewanne Wassertreten: Wanne mit maximal 18

Grad warmem Wasser füllen, bis dieses die Kniekehlen erreicht. Hineinsteigen ins Wasser und mit regelmäßigen Schritten auf der Stelle treten. Beine dabei über den Wasserspiegel heben und die Fußspitzen nach unten beugen (Storchengang). Beschränken Sie das Wassertreten zunächst auf 20 Sekunden, nach mehreren Anwendungen können Sie es auf max. 60 Sekunden ausdehnen. Sie dürfen keine Kälte verspüren.
Streifen Sie zum Schluss das Wasser von Unterschenkeln und Füßen mit den Händen ab und ziehen Sie dicke Socken an.

TAUTRETEN

Tautreten können Sie zum Beispiel im eigenen Garten: Dabei 3 bis 5 Minuten barfuß durch mit Tau bedecktes Gras gehen, anschließend die Feuchtigkeit mit den Händen abstreifen (nicht abtrocknen), dann Strümpfe und Schuhe überziehen und zügig weitermarschieren.

ARMBAD

Füllen Sie ein Waschbecken oder eine entsprechend große Wanne mit Wasser und tauchen Sie die Arme 15 bis 20 Minuten darin ein. Die Wassertemperatur sollte am Anfang 33 Grad betragen und beim ansteigenden Armbad allmählich durch Zulauf von heißem Wasser auf maximal 41 Grad erhöht werden.
Führen Sie anschließend einen kalten Armguss durch. Dabei den Wasserstrahl von etwa 15 Grad an den Armen entlang in Richtung Herz leiten. Schrauben Sie dafür den Duschkopf vorher ab und halten Sie den Schlauch etwa 10 bis 15 cm von den Armen entfernt, damit die Haut weich umspült wird.
Danach etwa eine halbe Stunde ruhen.

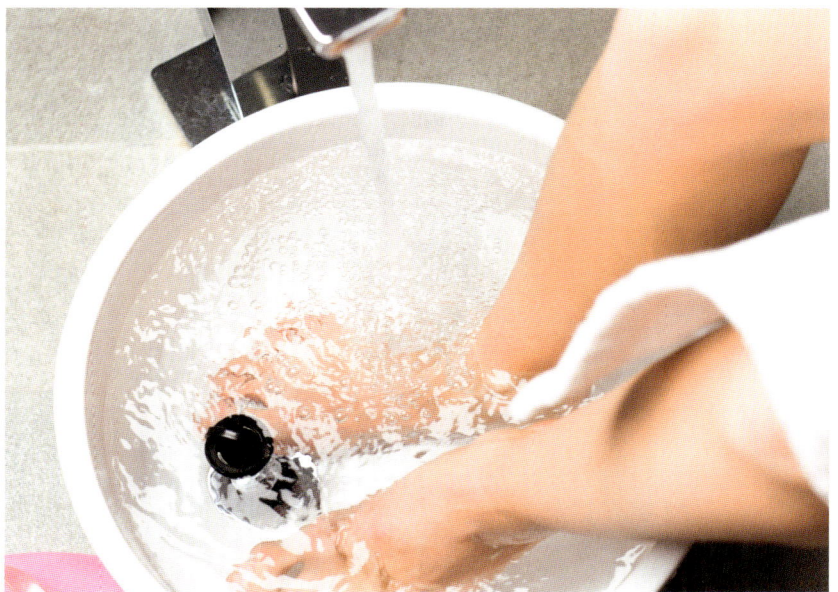

FUSSBAD

Stellen Sie die Füße in eine Duschwanne oder nicht einengendes Gefäß. Sie müssen mit 36 bis 38 Grad warmem Wasser komplett bedeckt sein. Setzen Sie sich möglichst bequem hin, denn die Anwendung dauert 10 bis 15 Minuten.

Sie können auch das Fußbad auch mit ansteigender Temperatur durchführen (siehe Armbad).

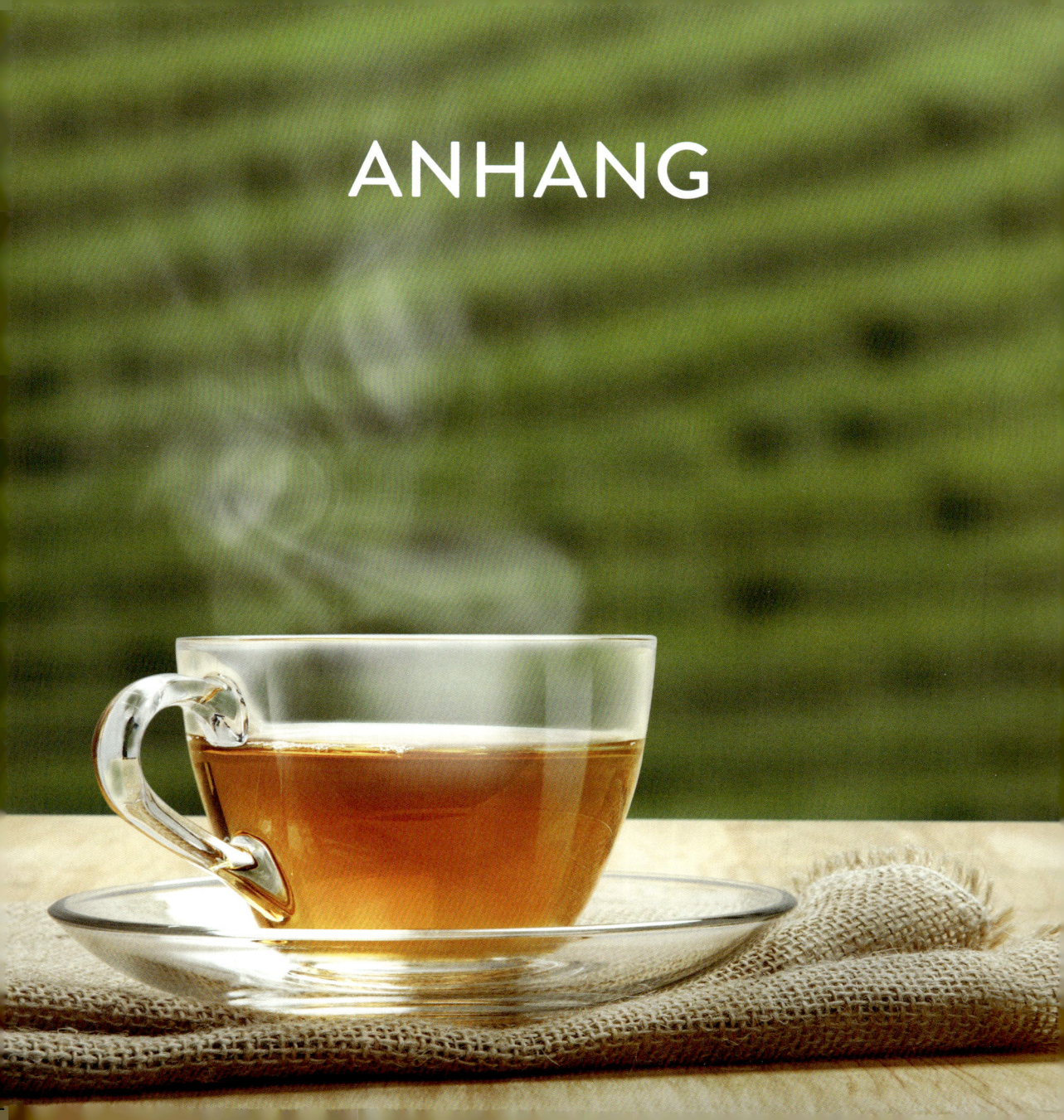

ANHANG

LITERATURVORSCHLÄGE FÜR DIE FASTENWOCHE

Augustinus, Die Regeln, in: Balthasar, Hans Urs von: Die großen Ordensregeln, Einsiedeln 1994

Cornelius, Michael: Die Weisheit der Wüstenmönche, München 2005

Die Regel des hl. Benedikt, Beuron 1990

Der Auszug aus Ägypten, in: Schriften des Alten Testaments, Buch Exodus 12

Die Geschichte Elijas, in: Schriften des Alten Testaments, Erstes Buch der Könige, 17 ff.

Gottes Bund mit Abraham, in: Schriften des Alten Testaments, Buch Genesis, 15, 1-21

Grün, Anselm: Fasten, Münsterschwarzach 2002

Grün, Anselm/Reepen, Michael: Heilendes Kirchenjahr, Münsterschwarzach 2004

Stickerschmidt, Hildegard: Hl. Hildegard, Heilung an Leib und Seele, München 1997

ADRESSEN

Eine Zusammenstellung der Klöster, die Gäste aufnehmen und zum Teil auch Heilfastenseminare durchführen, findet man in der Broschüre „Atem holen".

Zu bestellen über:

Generalsekretariat der Ordensobernvereinigung

Haus der Orden

Wittelsbacherring 9

53115 Bonn

Tel.: 0228/68449-0

Fax: 0228/68449-44

Informationen im Internet unter: www.orden.de

EINE AUSWAHL VON KLÖSTERN, DIE HEILFASTENKURSE ANBIETEN:

Erzabtei St. Ottilien
Erzabtei 1
86941 St. Ottilien
Tel.: 08193/71-0
www.erzabtei.de

Abtei Münsterschwarzach
Schweinfurter Str.40
97359 Münsterschwarzach
Tel.: 09324/20-203
www.abtei-muensterschwarzach.de

Ein besonders umfangreiches Angebot an Fastenkursen rund ums Jahr
bieten die Marienschwestern in Österreich an:

Kneipp Traditionshaus Bad Mühllacken
Bad Mühllacken 55
A-4101 Feldkirchen an der Donau
Tel.: 0043/7233/7215
www.tem-zentrum.at

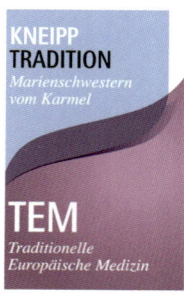

DIE AUTORIN

Dr. Petra Altmann M.A. studierte Kommunikationswissenschaften, Kunstgeschichte und Soziologie. Sie war viele Jahre in Führungspositionen in Buchverlagen tätig und arbeitet heute als freie Journalistin und Buchautorin.

Schwerpunktmäßig beschäftigt sie sich seit langem mit den klösterlichen Traditonen und den gesellschaftlichen Werten. Dazu liegen inzwischen rund 25 Buchveröffentlichungen von ihr vor.

Regelmäßig verbringt sie selbst Tage und Fastenwochen im Kloster und schöpft aus dem reichen Erfahrungsschatz der Nonnen und Mönche. Dabei hat sie gelernt, dass die oft jahrhundertealten klösterlichen Traditionen auch für Menschen außerhalb der Klostermauern hilfreich sind. Petra Altmann veranstaltet selbst zahlreiche Seminare in Klöstern.

Dr. Petra Altmann wurde 2010 als erste Ausländerin mit dem italienischen Frauen-Award „Premio Donne Eccellenti " ausgezeichnet, der an Frauen vergeben wird, die sich durch besonderes berufliches Engagement und außergewöhnliche berufliche Erfolge hervorgetan haben.

Weitere Informationen unter www.dr-petra-altmann.de

BUCHVERÖFFENTLICHUNGEN DER AUTORIN – EINE AUSWAHL:

Atem holen im Kloster, St. Ulrich Verlag, Augsburg, 2. Auflage 2011

Wohlfühltipps aus dem Kloster, Paulinus Verlag, Trier 2017

Die Kraft der Klosterkräuter – mit Schwester Fidelis Happach, Paulinus Verlag, Trier 2016

klarheit, ordnung, stille – Was wir vom Leben im Kloster lernen können – mit Pater Anselm Grün, Gräfe und Unzer Verlag, München 2007

klarheit, ordnung, stille – Audiobook – von und mit Pater Anselm Grün und Petra Altmann, Verlag Hoffmann und Campe, Hamburg 2008

Gesunde Ernährung aus dem Kloster, Paulinus Verlag, Trier 2016

Wie Mönche und Nonnen leben, Vier-Türme-Verlag, Münsterschwarzach 2009

Backen in der Klostertradition, Paulinus Verlag, Trier 2017

Vom Wert der Werte, Präsenz-Verlag, Hünfelden 2010

101 Fragen – Orden und Klosterleben, Verlag C.H.Beck, München 2011

Abstand vom Alltag, St. Ulrich Verlag, Augsburg 2011

achtsam, ruhig und gelassen – Ein erfülltes Leben führen, adeo-Verlag, Asslar 2012

Das Glück der Stille – Tischaufsteller, mit Pater Anselm Grün, Gräfe und Unzer Verlag, München, 2. Auflage 2014

Wie schon, dass es dich gibt! Eine kleine Geschichte für Freunde, Herder-Verlag, Freiburg 2014

Von Herzen! Eine kleine Geschichte zum Dank sagen, Herder-Verlag, Freiburg 2014

Das Geschenk der Zeit – Tischaufsteller, mit Pater Anselm Grün, Herder-Verlag, Freiburg 2015

Die Geschichte meines Lebens schreibe ich selbst, camino-Verlag, Stuttgart 2016

DANK

Danken möchte ich Pater Dr. Anselm Grün OSB, Münsterschwarzach, für seinen Beitrag zu diesem Buch.

Mein ganz besonderer Dank gilt Pater Aurelian Feser OSB, Erzabtei St. Ottilien, dessen Erfahrungen und Impulse als langjähriger Leiter von Fastenkursen für mich besonders wertvoll waren.

REGISTER

ABBILDUNGSNACHWEIS